康复治疗技术与设备应用

主编 何永正 李 豫

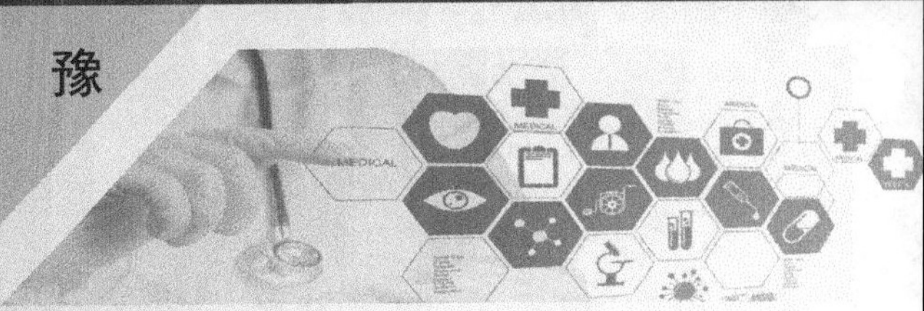

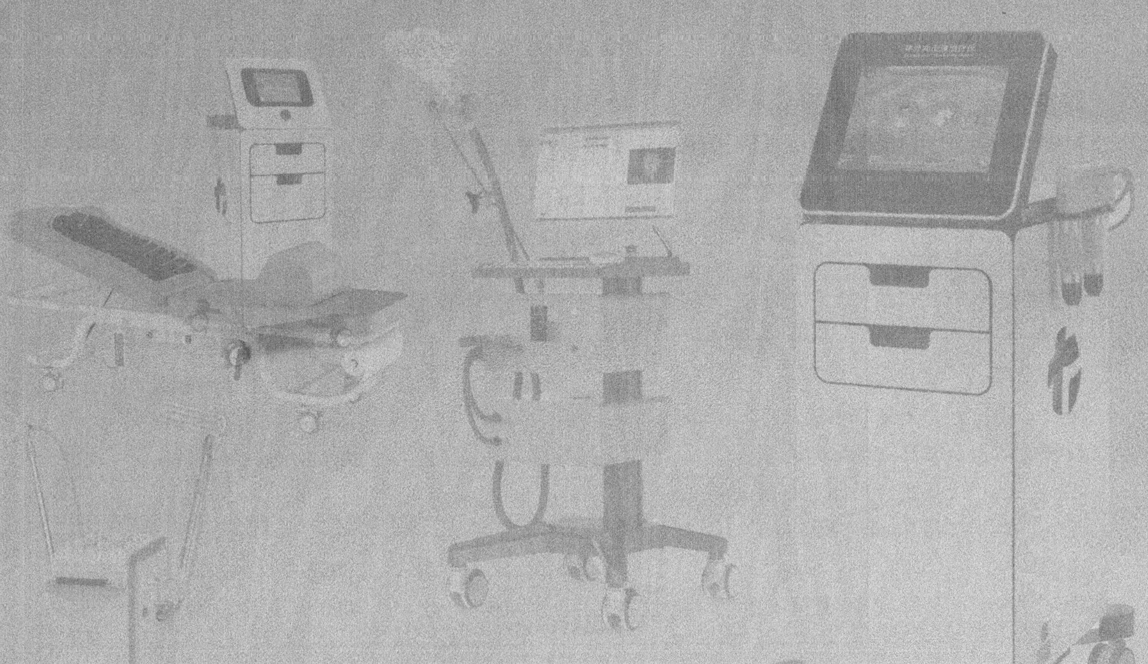

郑州大学出版社

图书在版编目(CIP)数据

康复治疗技术与设备应用 / 何永正，李豫主编. — 郑州 ：郑州大学出版社，2021.10(2026.1 重印)
ISBN 978-7-5645-8051-3

Ⅰ. ①康… Ⅱ. ①何…②李… Ⅲ. ①康复医学②康复训练 - 医疗器械 Ⅳ. ①R49

中国版本图书馆 CIP 数据核字(2021)第 154565 号

康复治疗技术与设备应用
KANGFU ZHILIAO JISHU YU SHEBEI YINGYONG

策划编辑	李龙传	封面设计	曾耀东
责任编辑	薛 晗	版式设计	苏永生
责任校对	刘 莉	责任监制	朱亚君

出版发行	郑州大学出版社	地 址	河南省郑州市高新技术开发区长椿路 11 号(450001)
经 销	全国新华书店		
发行电话	0371-66966070	网 址	http://www.zzup.cn
印 刷	郑州宁昌印务有限公司		
开 本	787 mm×1 092 mm 1 / 16		
印 张	10.25	字 数	236 千字
版 次	2021 年 10 月第 1 版	印 次	2026 年 1 月第 2 次印刷

书 号	ISBN 978-7-5645-8051-3	定 价	49.00 元

作者名单

LIST OF AUTHORS

主　编	何永正	河南翔宇医疗设备股份有限公司
	李　豫	郑州市康复医学会
副主编	王东洋	郑州二七区人民医院
	和兰廷	河南翔宇医疗设备股份有限公司
	范建中	广州南方医科大学南方医院
	俞　海	俞梦孙院士人民健康系统工程
编　委	宋　朝	郑州市康复医院
	李　丽	郑州市第九人民医院
	薛秀琍	郑州澍青医学高等专业学校
	张少华	河南省人民医院
	李坤彬	郑州市康复医院
	崔永刚	郑州大学第二附属医院
	王东洋	郑州二七区人民医院
	录灵灵	郑州大学第一附属医院
	马赛超	黄河水利委员会黄河中心医院
	侯飞飞	郑州大学第三附属医院
	姚海东	郑州仁济医院
	张留栓	郑州二七区人民医院
	毛志超	河南省电力医院
	陶　理	郑州二七区人民医院
	徐光久	河南省人民医院
	王卫丽	郑州市人民医院
	孙秋芳	郑州市人民医院

卢秋英　郑州二七区人民医院
王永兵　郑州颐和医院
李学清　郑州知了康复医院
罗　振　郑州市人民医院
常加森　河南电力医院

前言 PREFACE

当今时代，人类的社会文明程度不断提高，也促使着我国医疗事业中包括物理治疗学在内的康复诊疗技术的普及和提升。物理治疗通过各种类型的功能训练、手法治疗，并借助于电、光、声、磁、冷、热、水、力等物理因子，来提高人体健康，预防和治疗疾病，恢复、改善或重建躯体。在现代医院中尤以基层医疗体系中愈来愈被重视而发挥其重要作用；也是国内康复治疗师特别是物理治疗师和作业治疗师必须掌握的技能之一。为了适应这种社会需要和广大康复医疗临床工作者的需求，组织有关专业人员参考大量资料和论著，编写了《康复治疗技术与设备应用》这本书。

本书不仅细化各种治疗技术及理疗设备的实际操作，还涵盖设备维护管理及禁忌证、注意事项。直接指导康复治疗的临床操作，同时对康复科的管理、康复治疗单的书写要求做了详细的阐述，希望本书能给更多从事康复工作者带来帮助。

通过我们的努力，相信本书的问世能对国内，尤其是目前县、乡村医联体建设中的广大基层康复治疗师，特别是物理治疗师和作业治疗师的临床治疗有所帮助。可作为他们的案头专业用书，又可作为欲从事本专业的新入职人员的培训教材。我们将倍感欣慰。

由于我们的水平有限，涉及的内容较深且广，加之物理治疗临床医学快速发展，尽管我们努力使本书在内容和形式上达到理论性和实践性一致、科学性和普及性统一，但仍难免存在粗疏和错漏，在此诚恳地希望医界同道给予批评指正，我们将不胜感激。

何永正　李　豫

目录

CONTENTS

第一章 概述

第一节 康复医学

康复(rehabilitation)的原意是指“复原”“重新获得能力”“恢复原来的权利、资格、地位、尊严”等。WHO 康复专家委员会 1969 年所下的定义为:康复是指“综合协调地应用医学、社会、教育、职业以及其他措施,对残疾者进行训练或再训练,减轻残疾因素造成的后果,以尽量提高其活动功能,改善生活自理能力,重新参加社会生活”。1981 年修改为“采取一切措施,减轻残疾带来的后果,提高其才智和功能,以便重返社会”。由此可见,康复是指综合性康复,应包括医学康复、教育康复、就业康复、社会康复。综合性康复着重于提高生活质量,尽量能恢复独立生活、学习和工作的能力,能在家庭和社会过有意义的生活,这就是康复的目的。

医学康复(medical rehabilitation)和康复医学(physiatrics)是两个完全不同的概念。医学康复是指专业医务人员采用医学的方法和手段(如药物、手术等)来预防和治疗残疾,并在其他非医学手段的配合下,使患者最大限度地回归社会,但其本身不是一种专业或学术的概念。康复医学是具有明确学术内容和专业技术的一门新的医学专业,以运动障碍、脑功能障碍作为主要对象,并对其本质及其治疗方法进行研究。

第二节 康复医学的内容及治疗手段

康复医学的内容包括康复预防、康复评估和康复治疗。

1. 康复预防 “预防为主”是康复工作的重要内容,可分 3 个层次进行。

一级预防:即预防能导致残疾的各种损伤、疾病、发育缺陷、精神创伤等的发生。

二级预防:即早期发现及早期恰当治疗已发生的损伤和疾病,防止遗留永久性的残疾。

三级预防:即在比较轻度的缺陷或残疾发生后,积极进行矫治及其他针对性的康复处理,限制其发展,避免发生永久性的、严重的残障。

2. 康复评估　康复评估不是寻找疾病的病因和诊断,而是客观地评定功能障碍的性质、部位、范围、严重程度、发展趋势、预后和转归,为制订康复治疗计划打下牢固的基础。康复评估的方法可以借助仪器如步态分析仪,但更多的是用简便、易于推广的非仪器评估,如关节活动范围测量,徒手肌力测定以及日常生活能力评估等。具体内容包括对运动、感觉、知觉、言语、认识、职业、社会生活等方面的功能评估。对每一个患者来说,康复评估至少应在治疗前、治疗中和治疗后各进行一次,根据评估结果制订或修改治疗计划,并对康复治疗效果进行客观评价。

3. 康复治疗　康复治疗是康复医学工作的基本内容,其常用的治疗手段有以下几种。

(1)运动疗法:是借助或不借助器械,按照科学、有针对性、循序渐进的原则,最大限度地恢复患者已经丧失或减弱的运动功能,并预防和治疗肌肉萎缩、关节僵硬以及局部或全身的并发症。运动疗法包括主动运动和被动治疗两个方面。主动运动是指患者主动参加的各种运动,如关节的运动、肌肉力量的训练、日常生活活动训练等。被动治疗是利用机械力或徒手的方法进行治疗,如牵引、按摩、关节松动、肌肉牵拉及其他手法治疗。运动疗法中的主动运动,是康复医学中最基本、最积极、应用最广的治疗方法。

(2)物理治疗:广义的物理治疗也包括运动疗法。我国习惯上说的物理疗法多指各种电、声、热、磁水、蜡、压力等物理因子作为治疗手段的一种疗法。物理疗法对炎症、疼痛、痉挛和血液循环障碍的治疗效果较好,如局部冷疗多用于疼痛、关节或肌肉的急性损伤;充气压力夹板多用于偏瘫肢体的治疗;压力衣在烧伤后防止瘢痕增生应用较广泛。

(3)作业治疗:针对患者的功能障碍,从日常生活活动、操作劳动或文体活动中选择一些针对性强,有助于恢复患者已经减弱了的功能并提高其技巧的活动作为治疗手段。内容包括以下几种。①日常生活活动训练:目的在于改善独立生活能力。②职业训练:目的在于为重返工作岗位做准备。③认知训练:对认知能力有障碍的患者进行认知方面的针对性训练。④辅助具制作:对行动困难的患者,需要制作一些助于穿衣、进餐的辅助具。

(4)言语矫治:对失语、口吃、聋哑及喉切除后的患者进行言语训练,尽量恢复或改善听、讲能力。

(5)心理治疗:通过观察谈话实验和心理测验等方法,对患者的智力、人格、心理等方面进行评估后,采用各种针对性的治疗,包括精神支持疗法、暗示疗法、催眠疗法、行为疗法、松弛疗法、音乐疗法以及心理咨询等。

(6)康复工程:属于生物医学工程的一部分,是应用现代工程学的原理和方法,以恢复、代偿或重建患者功能为目的的一门学科。在截肢后或肢体运动功能损害恢复不佳时,常需依靠假肢或各种矫形支具的帮助,作为一种体外的代偿。如为患者提供不同性能的轮椅、特殊结构的生活用具或生活设施等。为此尚需要机械、电子、材料等工艺科学来为康复医学服务,设置相应的工厂。

(7)其他:包括康复营养、康复护理、文娱治疗等。

第三节　康复医学的组织机构

康复医学的组织机构尚无统一格式，不同国家形式不同。在中国，目前主要有两种形式，一为综合医院的康复医学科，具有门诊和住院病房，是进行医疗、教学、科研的重要场所，也可以不设病房，仅作门诊治疗和咨询；二为疗养院性质的康复医院，即利用现有的疗养院，把过去只注重养的形式改变为以功能训练为主的康复医院或中心，有条件的地区还可以设立以专科为特长的康复医院或中心，例如截瘫康复院、脑血管病康复中心、心血管病康复中心等。还可因地制宜地开展多种形式的康复治疗，如开设家庭病房，为行动不便的慢性病或残疾者进行治疗。也可由基层医疗机构与综合性医院挂钩进行协作治疗。此外，还可利用健全的卫生医疗网和红十字会的各级组织（如农村的乡镇、村卫生院，城市中街道卫生所等）来开展社区康复治疗。

第二章　康复科管理

第一节　康复治疗室工作要求

康复治疗室工作要求有以下几点：①严格执行治疗室各项诊疗、功能评定和治疗操作规则，避免医疗差错，杜绝医疗事故，康复治疗有效率≥90%。②治疗室开诊前要做好各项准备工作，备好治疗用的仪器、电极、衬垫、敷料和药品等。③器材、被服、用品等分工负责管理，定期检查，并及时领取、更换、报损或维修。④治疗师治疗前仔细核对康复处方；治疗中应经常巡视，了解情况，发现问题及时处理，必要时通知医师。⑤根据患者具体情况安排治疗时间，注意保护患者隐私，严格做好消毒隔离。⑥治疗师应按规定做好各项治疗记录并及时签名。⑦被服每周至少更换 1 次，并注意保持治疗室的整洁。⑧工作完毕，清洁仪器外部和灯管，切断电源，关闭水、电、煤等设施，锁好门窗后方可离去。

第二节　一般工作常规

一般工作常规包括：①本科室用电电源应设总闸，各治疗室应设分闸。仪器设有地线，并须良好接地，贵重仪器须接稳电压器。每日开始工作前合闸通电，工作结束时拉闸切断电源。②所有仪器必须是三证齐全，性能明确、安全，有说明书，厂家或公司地址。新购的仪器应先检查，保证安全后方可给患者使用。③仪器设备、导线插头、电极板、附件等连接处应绝缘良好，并定期检查，如发现损坏或连接松动，应停止使用，及时检修。④电源插座处不可放置易燃、易爆物品。⑤高压、高频电疗室内，地面、墙壁、治疗床、治疗椅等设备均绝缘良好，仪器附近的暖气、水管应有木板遮挡，治疗应在木床、木椅上进行。中频电疗仪不得与高频电疗仪放在同一房间，不得使用同一电源线路。⑥高频治疗室内须设屏蔽；仪器摆放应尽量远离暖气管等金属物品，仪器使用过程中严禁打开仪器后面板。⑦进行高压、高频电疗时，患者和工作人员均应保持身体和衣服干燥。装有心脏起搏器者禁入高频室，有其他金属异物者局部禁止高频治疗；治疗过程不得触摸治疗仪器及周围的人和物品。⑧水疗室应有防滑防水设施，电源开关与照明开关须加防水罩。⑨从事紫外线、激光、偏振光、超声波、微波的工作人员，须注意特别防护，如紫外线、激光、偏振光操作时须戴防护眼镜；微波操作时须戴铜网防护镜；超声波操作时须在声头柄上加网状套或戴纱网手套。⑩从事光疗、高频电疗、蜡疗的工作人员应定期轮换。高频电疗室工作人员必要时应做体格检查。⑪科内应备有急救物品（如橡皮手套、木棍、抢救药品）。⑫只有经过本专业培训并熟悉仪器性能者方可使用仪器。⑬如发生触电应立即关闭总电闸，同时用绝缘物（如橡皮手套、木棍）将电源挑开，使触电者尽快脱离电源（切不可用手直接接触触电者），进行现场急救处理，必要时速请急诊室医师协助处理。

第三节　治疗单书写规范及要求

一、开具物理治疗单

首先要明确以下几个问题：明确诊断，综合治疗，方法选择，确定疗程。

1. 明确诊断　是正确治疗的前提，对于就诊的患者，不能只凭主诉，而应做相应的详细查体和必要的临床检查，明确诊断后方能进行物理治疗。

2. 综合治疗　物理治疗的同时应注意局部与整体、药物与营养及心理与社会等综合因素，应注意物理因子与以上因素之间以及两种以上物理因子之间综合应用的治疗方案。并非所有的物理因子间的综合应用都能产生叠加的效果，不同性质的物理因子间，有些可产生叠加作用加强疗效，有些会产生相互抑制作用而减弱疗效。物理治疗因子间综合应用时应注意，作用基本相同的物理因子不宜同日综合应用，产生相互拮抗作用的物理因子不能同时综合应用，应用反射疗法时不宜在同一反射区同日使用两种以上的物理治疗，防止综合治疗给患者造成过大负荷或疲劳，治疗过度不利于机体体液及生理调节机制作用，反而会产生不良反应。物理治疗与药物应综合应用。

3. 方法选择　包括物理因子方法的选择、参数选择、部位选择、剂量选择。应根据病情、性别、年龄、生活习惯、患者的身体状态及对物理因子作用的反应能力进行多方面考虑，一般应注意以下几点。

（1）在明确诊断的前提下，弄清疾病的发病机制及所处的阶段、主要病理表现。特别是患者存在多种疾病时，更应分清主次，找出主要矛盾，予以相应的治疗。

（2）根据患者全身状态和机体的反应能力，同时要考虑局部与整体之间的关系。既要考虑治标又要考虑治本问题。

（3）选择物理因子要注意作用方式、作用部位、作用强度、作用时间、作用频次与疗程，同时注意与其他疗法间是否存在协同或拮抗作用。

（4）参数选择：相同的物理因子在选择不同的参数治疗时，所得到的效果是不同的。同时，同一个患者在不同病变阶段对相同的物理因子、相同参数的反应也是变化的，应根据病情，适时选择和调整治疗参数。

(5)部位选择:在部位选择时,要考虑整体与局部之间的关系,同时在局部治疗时,应注意将病变部位置于物理能作用的场内。要注意人体各节段的反射作用,在某些患者局部有不利于物理治疗的因素时,采用上病下治、左病右治的原则,也能取得良好的疗效。对内脏疾病应注意应用体表投影反射区进行治疗。

(6)剂量选择:物理治疗剂量包含物理因子的刺激强度、作用时间,剂量不同,疗效也不一样。一般而言,大剂量产生抑制作用,小剂量产生兴奋作用。如应用高频超短波治疗急性炎症,小剂量可使网状内皮系统细胞吞噬能力增强,提高免疫能力,抑制炎症发展,而大剂量则相反;又如小剂量紫外线照射创面能刺激肉芽生长,加速伤口愈合,而大剂量紫外线照射,则破坏新生肉芽,延缓伤口愈合。在临床实践中,对剂量问题,应采取慎重态度,要根据疾病的性质、阶段、机体的反应能力及治疗的主要目的而定。

4. 确定疗程　多数物理因子一次治疗难达疗效,需要量的积累,达到一定量时才能产生效果。这是因为物理因子作用于人体后,会产生应答性反应,并留有痕迹后作用,虽然这种后作用反应较弱,但经过反复多次的积累,可达到一定的强度,产生持续疗效。对于需要多个疗程治疗的慢性疾病,应当在两个疗程之间设一个间歇期,以利于机体恢复调整,消除适应性反应而产生的影响。

二、物理治疗文书书写要求

一般进行物理治疗的患者应该首先填写物理治疗文书,各地的物理治疗文书记录方法各有不同,但以下几个方面是基本要求。

1. 一般状况:患者初诊时,接诊医生负责书写物理治疗文书,内容包括日期、姓名、性别、年龄、职业、病例号、科别等。简要记录病情、主要体征和目前诊断,同时记录患者有无其他并发症及过敏史。

2. 根据病情开具医嘱,内容包括治疗种类、治疗部位、治疗时间、治疗次数或复诊日期,同时应画出治疗部位及方法示意图。如果使用两种以上物理因子同时治疗,应注明先后顺序、间隔时间。

3. 患者复诊时,接诊医生负责记录复诊日期、病情变化和治疗反应。如需要更改治疗内容时,应注明更改日期、更改项目,必要时注明更改示意图,再次治疗的次数或复诊日期。

4. 操作人员在对患者进行治疗后,操作者负责记载治疗日期、剂量、时间、有无不良反应,并签名。

5. 患者疗程结束时,经治医生根据对患者的诊察结果,及时在治疗文书上做出疗效判定,对特殊患者做出治疗小结。科主任、技师长应经常检查治疗文书书写质量,发现问题并进行督改。

6. 物理治疗文书的内容和要求:物理治疗文书内容应包括物理治疗种类、规格、部位、方法、频次及示意图等。①选择物理治疗种类。一个因子选择后应包括该因子的治疗部位、范围、波形、频率、剂量、强度、时间、频次等。②物理治疗规格。同一种类的物理治疗因子有不同的规格,如超短波治疗有 50 W(小型)与 200 W(大型)之分;紫外线有冷光低压与高压汞灯光源之分。当使用药物离子导入时,除常用的药物浓度外,其他药物应写明药物的浓度及导入极的极性。③治疗部位。按解剖学名称书写治疗部位，具体明确，详细记载肢体左、右侧，远、近端，必要时注明距解剖部位的距离、治疗面积的大小。④治疗方法。同一种物理治疗因子常可采用不同的治疗方法。如超短波治疗时，电极摆放有对置法和并置法；应标明治疗时使用的电极规格，摆放的特殊要求等；医生应充分注意不同治疗方法对不同病人产生的不同作用效果。⑤治疗频次。要标明治疗的频次，一般治疗是每日 1 次(qd)，反应强的治疗可以隔日 1 次(qod)，特殊治疗时可以每日 2 次(bid)，同时进行两种治疗时，一定要标明治疗的先后顺序。⑥物理治疗文书的图示。文书的图示应尽可能做到既能准确地标明治疗部位，又能大体标明治疗种类和方法，图样简洁、清楚，不宜过于复杂。文书举例如下。

(1)直流电碘离子导入

[病例]　患者甲状腺腺瘤术后 15 d，自觉切口发痒。查：切口愈合良好，表面轻度充血，吞咽时皮下组织粘连明显。处方方法：直流电 I-导入；部位：颈部切口区(甲状腺区)；方式：对置法；电极：主电极：10 cm×5 cm 甲状腺区。副电极：10 cm×10 cm 颈后对称部位；药物：10% KI 溶液，阴极下；电流强度：3～5 mA；时间：20 min，1 次/d。

(2)紫外线治疗

[病例]　患者，女性，50 岁，1 周前出现左季肋区疼痛，经止痛药物治疗未见好转。近日左季肋区出现皮疹小疱。查：左季肋区可见 3 cm×4 cm 皮肤充血，边缘界限不清，充血区中央散在粟粒状小水疱。临床诊断：带状疱疹。处方方法：紫外线治疗。方式：全波段紫外线(高压汞灯)。部位：①左季肋区以带状疱疹为中心 10 cm×15 cm。②左季肋区相应的脊髓节段，背部脊柱区 10 cm×10 cm。剂量：①区，5 MED；②区，3 MED，1 次/d，连续 5 d。

第三章 仪器管理规范

第一节 仪器使用的保养与维修

1. 使用的仪器必须是国家指定部门鉴定通过的仪器，有明确的物理特性和参数标识。

2. 医疗仪器由治疗师组长指定专人负责保管，定期检查，保证性能良好，每个评定室或治疗室要有仪器登记本，换班时要认真交接。

3. 各种仪器按其功能分类妥善保管，贵重仪器专人负责保管，定期维修，保持仪器的清洁、性能良好。

4. 所有评定和治疗仪器的操作者必须经过专门培训，合格后方可使用，实习和进修人员必须在操作熟练者指导下操作。

5. 仪器应有说明书和操作常规卡片，操作常规卡片上应有仪器面板图，表明各旋转或按键的名称、用途、操作程序和注意事项，挂在仪器上或放在指定处。

6. 电器类仪器必须专线供电，电压不稳或精密贵重仪器应配备稳压器。如发现仪器有不正常情况，应立即停止使用，请专业人员检查修理。

7. 仪器摆放应固定位置，不宜经常移动，需要移动时应轻拿轻放，避免振动，在使用过程中禁止挪动，以免损坏或触电。

8. 所有仪器应须防潮、防晒、防震、防尘和防止过热，应放在干燥、通风、绝缘的地方，夏天需有散热降温设备。

9. 每日使用前应检查仪器电源插头、地线导线、电极夹子、电极、电极接线、灯管、灯泡、开关及各附件等是否完好，电脑输出是否正常，仪器是否处在正常状态。发现异常及时维修，未正常前不得使用。

10. 一般实行三级保养制

(1) 日常保养：它的内容是表面清洁、紧固易松动的螺丝和零件，检查运转是否正常，零部件是否完整,日常保养的项目和部位较少且大多数在仪器设备的外部。仪器外壳每日清洁1次,仪器上不得放置物品,不用时必须切断电源,下班前用仪器套保护。

(2)一级保养:主要是内部清洁,检查有无异常情况(如运转声音、湿度、批示灯等),局部检查和调整,每月1次。

(3)二级保养:是一种预防性的修理,由仪器保养人和修理人员共同进行,检查仪器设备的主要部分或主要部件,调整精度,必要时更换易损部件。每半年1次。

11. 仪器设备检查:是对仪器设备运行情况、工作精度或磨损程度进行检查校验,针对发现的问题,提出改进维护措施,有目的地做好修理前的各项准备,以提高修理质量,缩短维修时间。一般与二级保养结合进行。从检验性能来区分,可有两种性质的检查:一是功能检查;二是精度检查。平时的定期检查还应特别强调设备的安全检查,包括仪器本身的安全性、用电安全和周围环境的安全。

12. 仪器设备的修理:主要由维修人员负责。修理可分为3种。

(1)小修理:工作量最少的局部修理。在设备所在地点更换或修复少量零件或调整设备的结构,以保证设备能使用到下一次修理。

(2)中修理:需更换与修复设备的主要零件或为数较多的其他损坏部件或校正仪器以恢复其精度,达到设备规定的技术参数。

(3)大修理:是工作量大的一种修理,有时需将设备全部解体,搜集整理更换或修复全部损坏的零件,恢复设备原有的精度、性能和效率。

13. 仪器维修登记制度:仪器设备在保养维护和修理后必须登记,包括保存文字记录,记载修理日期,使用人主诉仪器故障现象,修理人所见的故障现象,故障原因,排除方法,零件或电路改变情况,修复后的检验情况(如不能修,说明原因和建议),由修理人和保养人签字,用以保存完整的设备技术档案,便于修理人员了解仪器设备的历史,也可作为对使用人、保养人和维修人的工作考核依据。

14. 设备维护的主要技术指标:设备保养与维修管理的主要技术指标以设备完好率表示,即完好和基本完好设备占总设备件数的百分率。一般仪器设备技术状况分为4个等级。

(1)设备完好:性能良好,使用正常,零部件齐全,无明显磨损、变形和腐蚀,仪表批示系统正常。

(2)设备基本完好:主要性能保持良好、运转基本正常,不经常出现故障,主要零部件齐全,虽有一定磨损、腐蚀但不影响使用,仪表批示系统基本正常。

(3)设备情况不良:主要性能不良,常出现故障,主要零部件受损,使用受到影响,仪表指示系统有一定程度的失调,停机修理或待修。

(4)报废或待废:已丧失主要性能,不能正常运转,使用或受到严重影响,经常出现较大故障,主要零件不全。

第二节　安全防护常规

1. 用电电源应设总闸,各仪器设有地线,并须良好接地,贵重仪器须接稳压器。每日开始工作前合闸通电，工作结束时拉闸切断电源。

2. 所有仪器必须是经过国家指定部门鉴定批准的仪器，性能明确、安全，有说明书、厂家或公司地址，新购的仪器应先检查，保证安全后，方可给患者使用。

3. 高压、高频电疗室内，地面、墙壁、治疗床、治疗椅等设备均应绝缘良好，仪器附近的暖气、水管应有木板遮挡，治疗应在木床、木椅上进行。中频电疗仪不得与高频电疗仪放在同一房间、使用同一电源线路。高压、高频电疗仪应接地线。

4. 水疗室地面应铺防滑防水砖，室内四周与天花板应用防水材料，电源开关与照明开关须加防水罩。

5. 建筑设施应符合国家规定有关要求。

6. 仪器设备，导线插头、电极板、附件等连接处应绝缘良好，并定期检查，如发现损坏或连接松动，应停止使用，及时检修。

7. 电源插座处不可放置易燃、易爆物品，电源线路上增加使用仪器时，必须由本科室负责人提出，经有关部门核定线路容量，组织实施。

8. 高频电疗室内的电磁场，不得超过国家规定的卫生标准，如超过须设屏蔽。高压、高频电疗仪间距不得少于 3 m，仪器摆放应尽量远离暖气等金属物品，仪器使用过程中严禁打开仪器后盖，雷雨天气应暂停治疗。

9. 从事紫外线、激光、偏振光、超声波、微波的工作人员，需注意特别防护，如紫外线、激光、偏振光操作时须戴防护眼镜；微波操作时须戴铜网防护镜；超声波操作时须在声头柄上加网状套或戴手套。

10. 从事光疗、高频电疗、蜡疗的工作人员应定期轮换。高频电疗室工作人员必要时应做体格检查。

11. 进行高压、高频电疗时，患者和工作人员均应保持身体和衣服干燥。患者应去除佩戴的一切金属物品，治疗过程不得触摸治疗仪器及周围的人和物品。

12. 科内应备有急救物品，尤其心肺功能训练室，要备有血压计、心电图机等。

13. 只有经过本专业培训并熟悉仪器性能者方可使用仪器。

第三节 各仪器的安全常规

一、低中频电疗仪

1. 仪器置于阴凉干燥通风处。
2. 交流电源要求稳定。
3. 接地线。
4. 机器启动前，电流输出调节必须回零，治疗开始后缓慢增加。电流大小因人而异。
5. 使用过程中谨防短路。电极或鳄鱼夹子的金属部分直接接触皮肤。
6. 保证电极与人体紧密接触，治疗中不能抖动。
7. 治疗中出现电流无规律或局部过热时应将电流回零，然后检查。

二、高频电疗机

辐射是由辐射源发射出的电磁波和微粒子流（α 粒子流等）的总称。辐射包括电磁辐射和电离辐射。当频率高于 3×1 000 000 GHz 的电磁辐射称为电离辐射，频率低于 3×1 000 000 GHz 的电磁辐射称为电磁辐射。

对生物组织来说，电离辐射的危害性很大，因为造成危害的主要是量子能量及作用的总能量，因此即使在低电频照射下也会产生累积效应，造成对生物组织的破坏与损伤。所以一旦人体吸收了电离辐射的危险剂量后将造成严重损伤。通常人们所说的“辐射危害”就是指这种电离辐射。

非电离辐射的量子能量不足以破坏分子。这种辐射的特点是：粒子性隐，波动性显，并以电磁性为其主要特征。鉴于非电离辐射的本质特性，因此它对生物组织的破坏与损伤取决于其总能量，即必须在高功率电频和一定的照射时间条件下才发生。另一方面由于电磁辐射的电磁性，因此在生物体没有明显升温的情况下，导致神经系统和心血管系统的功能紊乱，通常人们说的“电磁辐射危害”就是属于这类非电离辐射。电磁辐射对人体的健康无危害，大体分为致热效应和非热效应。人体组织器官遭受强大剂量的高频电磁波作用时将出现明显的器质性损伤（表 3-1）。

表 3-1　高频电辐射等对人体健康的影响

因素	影响情况
频率	频率越高，影响越大
波形	脉冲波对人体影响大于连续波
功率	输出功率越大，影响越大
距离	远离辐射源时人体受到的影响不明显
操作方法	接触式辐射泄漏电磁波强度较小，非接触式辐射向四周环境辐射的电磁波强度大
环境情况	高频电辐射将在周围金属物表面进行反射，同时将感应产生高频电流。另外，室温高时高频辐射对人体健康影响将增大
受辐射者的情况	年龄小者、女性、维修人员等易受影响

我国的《微波辐射暂行卫生标准》规定：①每日 8 h 连续辐射时，不应超过 38 μW/cm^2；②短时间间断辐射时及 1 d 超过 8 h 辐射时每日剂量不超过 300 μW/(h · cm^2)；③由于特殊情况需要在大于 1 mW/cm^2 环境工作时，必须使用个人防护用品，但每日剂量不超过 300 μW/(h · cm^2)，一般不允许在超过 50 mW/cm^2 辐射环境下工作。

高频电辐射防护问题如下。

1. 机器输出的谐振：在治疗时，应将机器的输出调谐旋钮调至调谐点，如果在失谐情况下工作，输出的功率仅部分作用到患者，其余能量就可能散失。工作时，电极与皮肤的空气间隙不要超过 6 cm，以免电磁能量未被人体组织吸收而大量散射于空间，尽量避免在综合治疗室内使用单极电极，以免另一空载电极将电磁波散射于空间。

2. 屏蔽辐射源：凡输出功率大于 200 W 的短波，超短波，微波电疗机，应设置屏蔽室。凡有 4 台以上 50～80 W 的小型机器，应设专门治疗室，面积不小于 24 m^2。

3. 远距离操作辐射源尽可能远离操作岗位。

4. 个人防护：穿防辐射衣帽，减少机旁逗留，必要时用微波防护眼镜。

5. 医疗预防措施：①定期健康体检，有严重神经衰弱、心血管系统疾病和血液系统疾病患者，应禁止参加此类工作；②孕妇和哺乳期妇女及眼疾患者，应禁止接触微波辐射；③定期轮换到其他治疗室工作。

6. 对接受治疗的患者在规定时间内，只要严格按照操作常规进行治疗，治疗结束迅速离开，无任何影响。

高频电疗机的安全使用：①机器保持干燥通风。②机器必须预热 1～3 min 以上才可以转入治疗，若预热不充分就治疗则容易烧断灯丝。若电表指示特别大，虽经各种校正仍不能使指数降低，表示机器内部故障，应立即停机检修。使用时患者必须位于木床或木椅上，因为电流集中于金属部分可产生选择性加热。电极不能直接置于皮肤上，必须加毛巾折叠或毡垫支于电极与皮肤之间方能使用。治疗前金属物品如手表均应去除，避免金属传导高热灼伤患者。③超短波，短波机器工作应在调谐状态下，否则容易导致烧伤。④治疗机接地。⑤由专业人员操作。

三、光辐射的防护

紫外线的防护如下。

1. 合理使用防护用具，特别是选用合适的防护面罩和眼镜。滤色镜片可同时防紫外线、红外线和可见光对眼睛的危害。

2. 使用屏蔽设施，以避免紫外线对其他工作人员的伤害。

3. 紫外线治疗室有充分的通风设备，保持空气清新。

4. 加紫外线灯罩，严禁在紫外线灯点燃后直视灯管。

5. 工作时穿长袖工作服，戴手套和口罩，防止皮肤暴露在紫外线辐射中。

四、超声防护

1. 设备使用前必须测试。

2. 定标：实际上治疗机标称剂量与实际输出相差很大，所以对仪器核定数值每月至少核对 1 次，强度检测至少一年 1 次。

3. 操作中治疗人员的身体任一部分都不应处于超声辐射区内。

4. 患者治疗时使用有效的最小剂量。

第四章　物理治疗

在现代医学中，把研究和应用天然或人工物理因子作用于人体，并通过人体神经、体液、内分泌和免疫等生理调节机制，达到保健、预防、治疗和康复目的的方法，称为物理治疗或理疗学，简称理疗。

从宏观方面讲，是研究物理因子对机体整体水平的影响，以了解物理因子的作用、动态变化和效果；从微观方面讲，是研究物理因子对超微结构功能形态变化的影响，用以揭示物理因子作用的本质。

理疗属于外界条件刺激，具有动力性和信息性的双重作用，在调节人体生理机制、促进功能康复和增强适应能力方面，具有不可估量的意义。

第一节　电　疗

利用不同类型电流和电磁场治疗疾病的方法称为电疗，是物理治疗中常用的方法之一。主要有直流电疗法、直流电药物离子导入疗法、低频电疗法、中频电疗法、高频电疗法、静电疗法。

不同类型电流对人体主要生理作用不同。直流电是方向恒定的电流，可改变体内离子分布，调整机体功能，常用来作为药物离子导入；低、中频电流刺激神经肌肉收缩，降低痛阈，缓解粘连，常用于神经肌肉疾病，如损伤、炎症等；高频电以其对人体的热效应和热外效应促进循环，消退炎症和水肿，刺激组织再生及止痛，常用以治疗损伤、炎症疼痛症候群；大功率高频电可用于加温治癌；静电主要作用是调节中枢神经和自主功能，常用于治疗神经官能症、高血压早期、更年期症候群。

电疗是电磁疗法中的一类，是一种利用电能作用于人体以防治疾病的方法。常用的电能有直流电、交流电和静电 3 类。临床上应用的电疗方法有：直流电疗法（包括电水浴疗法、直流电离子导入疗法），低频电疗法（包括感应电疗法、电兴奋疗法、电睡眠疗法、超强电刺激疗法、经皮电刺激疗法、间动电疗法等），中频电疗法（包括等幅中频正弦电疗法、调制中频正弦电疗法、干扰电疗法等），高频电疗法（包括长波电疗法、中波电疗法、短波电疗法、超短波电疗法、微波电疗法及毫米波电疗法），静电疗法。

人体内除含大量水分，还有很多能导电的电解质和非导电的电解质，因此人的机体实际上是一个既有电阻又有电容性质的复杂导体，这是电疗的物质基础。电能作用于人体引起体内的理化反应，并通过神经-体液作用，影响组织和器官的功能，达到消除病因、调节功能、提高代谢、增强免疫、促进病损组织修复和再生的目的。机体对不同性质的电流反应不一，治疗机制亦异。低频电流可改变神经和肌肉细胞的膜电位，使之兴奋而产生收缩；低频调制的中频电流可使感觉神经的粗纤维兴奋，抑制细纤维冲动的传入，因此镇痛作用较强；高频电流对机体组织产生热效应和非热效应，从而达到治疗目的。同种电流在使用方法和剂量大小不同时，引起人体的反应也有差异。

此外，人体的不同器官和组织、不同的功能状态和病理改变，对电流的反应也不尽相同。低、中频电流还可用以判断神经肌肉的运动功能，用以诊断周围神经病损程度。故在康复医学中，低、中频电流常被用来作为重要的治疗和功能评定的手段。

一、直流电疗法

直流电疗法是将直流电通过电极传入人体以治疗疾病的方法。直流电对人体的作用取决于其在组织中引起的物理、化学变化。人体是一个复杂的导体，在直流电场的影响下，体内进行着电解、电泳、电渗等过程；体内的离子浓度、蛋白质、细胞膜通透性、胆碱酯酶、pH 值等均产生变化。直流电疗法可以扩张血管，促进局部血液循环，改善局部的营养和代谢，加快骨折愈合，调整神经系统功能等。直流电疗法既可全身治疗，也可局部治疗，还可将电极放入体腔内进行治疗，以及电水浴等。若根据中医经络理论，将电极置于选定的穴位上进行治疗，称为直流电穴位疗法。

【适应证】

1. 神经科疾病　三叉神经痛、肋间神经痛、坐骨神经痛、面神经麻痹、末梢神经炎、臂丛神经炎、肌无力、肌痉挛、功能性头痛、偏头痛、神经衰弱、癔症、自主神经功能失调、内分泌紊乱、雷诺病以及肢端知觉异常症等。

2. 内科疾病　慢性胃炎、胃酸过多或过少、胃肠痉挛、慢性结肠炎、高血压、甲状腺功能亢进、关节炎和关节痛等。

3. 外科疾病　淋巴管炎、淋巴结炎、慢性乳腺炎、术后粘连、肌炎和肌痛等。

4. 妇产科疾病　闭经、功能性子宫出血和慢性附件炎等。

5. 小儿科疾病　脊髓灰质炎后遗症、周围神经感染损伤后遗症和手足抽搐症等。

6. 五官科疾病　睑缘炎、结膜炎、角膜炎、巩膜炎、虹膜睫状体炎、脉络膜视网膜炎、视神经炎、眼肌麻痹、慢性副鼻窦炎、慢性扁桃体炎、慢性咽喉炎、癔症性失语症、卡他性中耳炎、耳鸣、神经性耳聋、齿龈炎和慢性下颌关节炎等。

7. 皮肤科疾病　皮肤瘢痕、慢性增生性皮肤病、表浅溃疡等。

【仪器设备】

1. 直流电疗仪　电压在 100 V 以下，能输出经整流滤波的 50～100 mA 直流电，输出插口应标明（+）、（-）极性；有的仪器有极性转换开关和电流量程分流器，小部位、弱电流治疗时需有 1 ~ 10 mA 的小量程分流器。

2. 附件

(1)导线至少有 2 条或 1 条导线分为两支线的分叉电极,以不同颜色区分(+)、(-)极导线,一般红色为(+)极导线。导线应有柔韧性,外表绝缘良好。

(2)电极板应为 0.10 ~0.15 cm 厚的铅板,或 0.3 cm 厚的导电橡胶板,制成不同大小的矩形或圆形电极,或用于面神经、乳房、肩领区的特殊形状电极。眼杯电极为底部插有炭棒或白金丝电极的玻璃杯。宫颈电极为中央有炭棒电极的玻璃管。阴道、直肠电极为外缠 1 cm 厚纱布、棉花的炭棒电极。

(3)导线夹连接导线与电极板,应能咬合紧、形状小巧、绝缘良好。如导线与铅板电极直接焊接,或导线插头直接插入导电橡胶电极的插口,则无须导线夹。

(4)衬垫以吸水绒布制成。铅板电极的衬垫应 1 cm 厚,导电橡胶电极的衬垫应 0.3 ~0.4 cm 厚。衬垫的形状应与其电极相应,但其面积应大于电极,其各周边应大出电极各周边约 1 cm。衬垫角应有鲜明的(+)、(-)极性标志。也可以在衬垫的一面缝一层单布,使之成为可以插入电极板的布套,使电极不易从衬垫上滑下。

(5)其他用品:煮锅 2 个(分别用于阴、阳极衬垫煮沸消毒)、长夹(夹取煮锅内衬垫用)、绝缘布(覆盖电极、垫导线夹用)、沙袋(压迫固定电极用)、固定带(捆绑固定电极用)。

【操作程序】

1. 选妥所需电极及衬垫,衬垫应较金属电极边缘宽出 1 ~ 2 cm,厚度至少 1 cm,用时浸湿,拧至适当湿度。

2. 检查局部皮肤有无破损,如有抓伤或擦伤,宜贴以橡皮布或塑料布绝缘,如破损严重则停止治疗。如毛发过多,宜剃去或用温水浸湿。如有感觉丧失,则不宜进行治疗。

3. 将衬垫紧密接触治疗部位皮肤,其上依次置以金属极板、胶布或塑料布,并酌情用沙袋、尼龙搭扣、绷带固定电极或由患者以自身体重将电极固定妥当。

4. 检查电疗机毫安表指针是否在零位,极性转换开关是否指向正常位置,电流分流器所指强度应合乎治疗要求,导线连接的极性须正确无误。

5. 电疗机一切正常时,接通电源,缓慢调节输出机钮,并根据患者的感觉,经 1 ~ 2 次间隔逐渐增加电流至所需强度。

6. 电流强度以衬垫面积计算,并应结合患者耐受量而定。一般成人用 0.05 ~0.2 mA/cm^2,小儿用 0.02 ~0.05 mA/cm^2,反射疗法用 0.02 ~0.03 mA/cm^2。

7. 在治疗中如患者感觉电极下有局限性刺痛或烧灼时,应立即停止治疗,并检查原因,经妥善处理后再继续治疗。

8. 一般每次治疗 15 ~25 min,1 次/d,10 ~20 次为 1 个疗程。

【常用方法】

1. 眼-枕部治疗法:面积为 4 cm×5 cm 的椭圆形衬垫电极 2 cm^2(或 1 个)置于闭合的眼睑上,用分叉导线连于输出端的一极;另一面积为 60 ~ 100 cm^2 电极置于枕部,极性视需要而定。

2. 面部治疗法:半面具形衬垫电极置于患侧面部,使各叶分别贴在前额、颊部及下颌部；另一面积为 200 ~ 300 cm^2 衬垫电极置于肩胛间或对侧上臂处，极性视需要而定。

3. 心前区治疗法：将面积为 10 cm×15 cm 的两衬垫电极分别置于心前区及左肩胛部或左上臂外侧，极性视需要而定。

4. 领区治疗法：一个披肩形衬垫电极置于脊柱及肩的上部和锁骨上区（$颈_6$ ~ $胸_4$）；另一个面积 400 ~ 600 cm^2 衬垫电极放在腰骶部。单纯直流电疗时领区电极通常接阳极，腰骶部接阴极。首次治疗时电流强度宜小，以后每次或隔次增加 1 ~ 2 mA，直到所需电流强度。治疗时间开始 6 min，每次增加 2 min，至 16 min 为止。

5. 全身治疗法：两个面积各为 150 cm^2 衬垫电极放在两侧腓肠肌部，用分叉导线连于输出端的 1 极；另一面积为 300 cm^2 衬垫电极置于肩胛间区，极性视需要而定。

【注意事项】

1. 输出导线宜用不同颜色，如阳极为红色，阴极为其他颜色，以示区别。如用夹子连接导线与金属电极，宜在其下垫以胶皮等绝缘物。作用电极一般应小于辅助电极。

2. 患者在疲劳或饥饿时不宜进行治疗。治疗中随时询问患者反应及观察电流输出，如超过规定量，或患者感觉不能耐受时，均应即时降低。

3. 治疗中不得拨动极性转换开关，电流强度没有降到零时，不得拨动分流器。

4. 头部治疗时，应注意防止电流时通时断对头部的强烈刺激。

5. 治疗后局部宜涂以 50% 甘油，并嘱患者注意保护皮肤，避免抓伤。

6. 每次用过的衬垫要洗净、煮沸，金属电极应刷洗干净，保持平整。

7. 治疗前去除治疗部位及其附近的金属物，在皮肤小破损处贴以胶布或垫上绝缘布，以防止烧伤。

8. 衬垫有电极套时，应注意检查衬垫部分是否紧贴皮肤，严防放反，而使电极与患者皮肤之间只隔一层单布。

9. 电极与衬垫必须平整，尤其在治疗体表弯曲不平的部位时，必须使衬垫均匀接触皮肤，通电时电流得以均匀作用于皮肤，不致电流集中于某点。

10. 最好选用两种不同颜色的导线，以易于区别阳极、阴极使其连接正确无误。

11. 导线夹下必须垫以绝缘布，电极插头必须紧紧插入电极的导线插口，切勿使导线夹和导线的金属裸露部分直接接触皮肤。

12. 在患者治疗过程中，操作者应经常检查电流表的指针是否平稳，是否在所调节的电流强度读数上，注意观察患者表情，询问患者电极下的感觉。对有局部感觉障碍、血液循环障碍的患者尤应注意巡视观察，防止烧伤。

13. 治疗中患者不得任意挪动体位，以免电极衬垫位置移动、电极脱落直接接触皮肤而发生烧伤。如患者感觉电极下有局限性疼痛或烧灼感，应立即调节电流至零位，中断治疗进行检查，检查电流强度是否过大、电极衬垫是否有滑脱、导线夹是否有裸露直接接触皮肤、局部皮肤是否有烧伤。对不符合要求的情况予以纠正或处理，如有皮肤烧伤，则应停止治疗，予以妥善处理。如无明显异常或错误，则可继续治疗。

14. 在患者治疗过程中，需调换电极极性或电流分流档时，必须先将电流输出调至零位，再行调节。

15. 在治疗过程中，患者不得触摸治疗仪或接地的金属物。

16. 治疗结束时应先调节电流至零位，关闭电源，才能从患者身上取下电极和衬垫。

17. 治疗结束后告诉患者不要搔抓治疗部位皮肤，必要时可使用护肤剂。

18. 治疗使用过的衬垫，必须彻底冲洗干净，煮沸消毒，整平后在阴凉处晾干备用。破旧的衬垫应予修补或更新。

19. 电极用于治疗后，必须用肥皂水刷洗，去除电极表面的污垢与电解产物。铅板电极应予碾平，破裂电极应予更新。

【禁忌证】

高热、昏迷、恶性肿瘤（电化学疗法除外）、出血倾向、急性化脓性炎症、急性湿疹、严重心脏病、心力衰竭、传染病、孕妇腰腹骶部、局部有广泛或严重皮损、金属异物局部、安装有心脏起搏器局部及其邻近、对直流电过敏者禁用。

二、直流电药物离子导入疗法

使用直流电将药物离子通过皮肤、黏膜或伤口导入体内进行治疗的方法，称为直流电药物导入疗法。

1. 直流电药物离子导入的原理

(1)在药物溶液中，一部分药物离解成离子，在直流电的作用下，阴离子和阳离子进行定向移动。如果阴极衬垫中含有带负电荷的药物离子或者阳极衬垫中含有带正电荷的药物离子，就会向人体方向移动而进入体内。

(2)药物离子导入的数量与很多因素有关。在一定范围内，溶液浓度越大，导入数量越多。如肝素在0.25%～5.0%的范围内，浓度越大，导入体内的数量越多。

(3)药物离子导入的极性。根据化学结构式可以判定有效离子导入的极性。通常，金属、生物碱带正电荷从阳极导入，非金属、酸根带负电荷从阴极导入。但是，氨基酸、肽及酶类蛋白质是两性电解质，其极性与溶剂的pH值有密切关系。

2. 直流电药物离子导入疗法的特点

(1)导入体内的是有治疗作用的药物成分，大量没有治疗价值的溶剂和基质不进入体内。

(2)药物可直接导入较表浅的病灶内，在局部表浅组织中浓度较高、作用时间长。直流电导入的药量是很少的，就全身来说，浓度是很低的；但是就局部表浅组织来说，比其他用药方法的浓度高。

(3)直流电和药物的综合性作用，直流电药物离子导入除药物作用外，同时有直流电的作用，两者互相加强，其疗效比单纯的药物或直流电的疗效好。目前很少单用直流电疗法，多用直流电药物导入疗法。

(4)神经反射治疗作用，直流电药物导入疗法可引起神经反射性的治疗作用。直流电药物导入治疗时，将一定面积的电极放置在身体某些部位，由于直流电引起组织内理化性质变化和药物在表层组织内存留，构成了对内外感受器的特殊刺激因子，通过反射途径引起一定的机体反应。

【适应证】

1. 神经炎、神经痛、神经根炎、神经损伤、自主神经功能紊乱、头痛、偏头痛、神经衰弱、蛛网膜炎。

2. 软组织特异性感染、窦道、缺血性溃疡、慢性静脉炎、淋巴管炎。

3. 放射线治疗反应、过敏性紫癜、荨麻疹。

4. 角膜混浊、虹膜睫状体炎、中心性视网膜脉络炎、角膜炎。

5. 高血压病、冠状动脉供血不足、胃十二指肠溃疡、慢性胃炎。

6. 慢性前列腺炎,功能性子宫出血。

【仪器设备】(图 4-1)

仪器和直流电疗法相同,目前已采用的平稳直流电疗机、间动电疗机、经过整流输出的音频电疗机、脉冲调制电疗机及正弦调制电疗机衬垫与电极和直流电疗法相同。

药垫可用绒布和滤纸,最好使用滤纸,每次使用后可弃去。

离子导入治疗有以下几种基本方式。

1. 衬垫法

(1)与作用电极面积相同的滤纸或纱布用药液浸湿后,放在治疗部位的皮肤上,其上面再放衬垫和铅片;非作用电极下的滤纸或纱布用普通温水浸湿即可。导入的极性要正确。

(2)尽量减少作用电极上的寄生离子。药物溶剂一般用蒸馏水、乙醇或葡萄糖溶液;每个衬垫(包括纱布)最好只供一种药物使用。

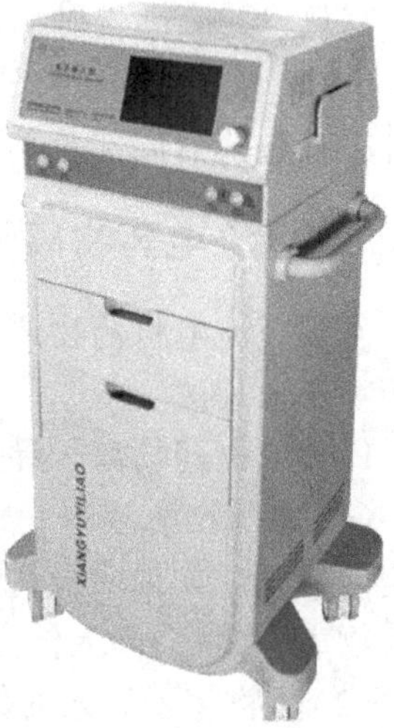

图 4-1 直流电疗法

(3)有的药物为防止被电解产物破坏,需采用非极化电极,即在用药液浸湿的纱布上面依次放置衬垫、缓冲液浸湿的滤纸、衬垫和铅片。青霉素导入前要做皮肤过敏试验。

2. 电水浴法:将药液放在水槽内,一般用炭质电极,治疗部位浸入槽内;非作用极用衬垫电极置于身体相应部位。也可将四肢远端分别浸入 4 个水槽内,根据导入药液性质分别连阴极或阳极,称为四槽浴直流电药物导入法。

3. 体腔法:将药浸湿的棉花塞入(耳道、鼻腔等)或将特制的体腔插入治疗部位(阴道、直肠等),向电极内灌注药液,非作用电极置于邻近部位的皮肤上。

4. 体内电泳法:先将药物以不同的方式(如口服、注射、灌肠、导尿管导入等)输入体内,然后在体表相应部位放置电极进行直流电治疗。在直流电的作用下,体内药物离子朝一定方向移动,这样在治疗部位可以聚集较高浓度的药物。每分钟 10 ~ 20 次为 1 个疗程。用于治疗急性肺炎、急性肺脓肿、支气管扩张恶化期及慢性肺脓肿等。

5. 创面离子导入法:创面离子导入法可使药物在伤口内的浓度增高,或达到较深层组织,且有直流电的协同作用,疗效比其他投药法好。治疗时,先将创面分泌物除去,然后用抗生素或其他药物浸湿的无菌纱布敷于创面或填入窦道内,再放置电极,非作用极置于创口对侧。例如用庆大霉素治疗铜绿假单胞菌感染的创面;用锌离子导入法治疗营养不良性溃疡等。

6. 穴位导入法：将直径 2 ~ 3 cm 的圆形电极放在穴位上，非作用极放在颈部或腰部。

【操作程序】

直流电离子导入法的技术操作与单纯的直流电疗法基本相同，如直流电疗机的使用、电极的放置等，与直流电疗法不同之处有以下几点。

1. 带正电的药物离子从阳极导入，反之从阴极导入，导入极性不能有错误。

2. 导入药物溶液浸在与作用极面积相同的滤纸或洒在绒布上，将滤纸和绒布接触治疗部位皮肤，其上再放普通衬垫及铅板，非作用极下不放药物。

3. 为防止衬垫上沾有寄生离子而影响药物的导入，须注意每个衬垫（包括绒布）最好只供一种药物使用，不宜混杂。消毒时把不同药物的衬垫分开煮沸，避免从这种衬垫上溶解下来的离子又沾到另外一种药物的衬垫上。

4. 配置药液时所用的溶剂，一般都用蒸馏水、乙醇、葡萄糖溶液等，以免溶液有寄生离子。

5. 有的药物为防止被电解产物破坏，需要采用非极化电极。青霉素导入前要做皮肤过敏试验。

6. 直流电离子导入后，皮肤发痒、干燥以至皲裂，导入某些刺激性大的药物时，刺激症状明显，常因此使治疗无法继续下去。为了保护皮肤，可在每次治疗后涂擦 50% 的甘油或甘油合剂。

【注意事项】

直流电离子导入法虽然有一定优点，但并不是所有药物都可用作离子导入。选择离子导入药物时应该考虑以下几点。

1. 药物必须能电离成离子或胶体质点，如果不能电离，就不可能利用直流电将其导入体内。

2. 必须明确导入药物的极性，如不知带何种电荷就不能确定应从直流电哪一极导入。

3. 药物成分应纯。若除药物离子外，还有其他带电性质与药物相同的离子，则通电后势必竞相进入体内，这就减少了药物离子导入量。

4. 药物最好易溶于水，且不易被酸或碱破坏。

5. 尽量选择局部应用亦能发挥作用的药物。

6. 药物溶液的 pH 值应适合。从阴极导入的药物，pH 值不宜≤6；从阳极导入的药物，pH 值不宜≥8。

7. 应根据具体情况采用一定浓度的药液，一般药物导入常用浓度为 2% ~5%，剧毒药的浓度及剂量应严格掌握。在衬垫上的药量不宜超过注射用药一天的剂量。

【禁忌证】

急性湿疹、对直流电过敏、心力衰竭、出血倾向疾病等应禁忌。

三、低频电疗法

（一）经皮电刺激神经疗法

以一定技术参数的低频脉冲电流，经过皮肤输入人体，用于治疗急、慢性疼痛的方法，称为经皮电刺激神经疗法（transcutaneous electrical nerve stimulation，TENS）。1967 年 Shealy 等根据疼痛闸门控制理论，推出一种将电极植入脊柱椎管内以脉冲电流刺激脊髓神经的方法，借以治疗顽固性头痛。该方法虽然止痛效果较好，但有创伤性，患者不能接受。后来他们将电极置于体表，并改进仪器，取得了同样的止痛效果，1972 年 Shealy 和 Long 等正式发表论文，称之为经皮电刺激神经疗法。之所以用“经皮”一词，是为了和植入电极相区别。经过 20 多年的发展，TENS 在欧美国家非常普及，其临床应用已超出了疼痛范围，但仍以治疗疼痛为主。

【物理特性】

1. 波形：大部分 TENS 仪产生持续的、不对称的平衡双相波型，形状一般为变形方波，没有直流成分，故没有极性。

2. 频率：TENS 的频率一般为 1～150 Hz 可调。

3. 脉冲：宽度一般为 0.04～0.3 ms 可调。

【适应证】

1. 治疗急性疼痛：TENS 对急性疼痛具有很高的止痛效果，常用于手术后切口痛、骨科疼痛、妇产科疼痛、颌面部疼痛和内脏疼痛。

2. 治疗慢性疼痛：腰背痛、关节炎、神经源性疼痛和头痛。

TENS 除直接的镇痛作用外，还可以改善局部血液循环，减轻水肿，促进炎症吸收，从而起到间接的镇痛作用。

【仪器设备】（图 4-2）

1. 仪器输出类型有恒流型和恒压型两种，患者易于接受恒压型。输出通道有单道、双道和三道，负载阻抗一般为1 kΩ。以 $t_{宽}$<2～50 Hz、f 由 1～150 Hz 可调、输出 30～150 mA 连续可调者较为实用。仪器配有充电池，一次充电用 50 h，总寿命达 1 000 h。

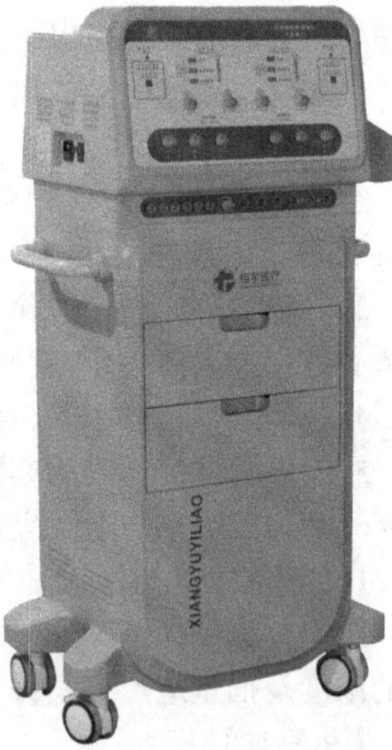

图 4-2 低频电疗法

2. 电极常用者为 4 和 5 大小的导电胶电极，用不干胶粘贴固定。

【操作程序】

患者取舒适的体位，治疗前向患者解释治疗中可能出现的麻颤感、震颤感或肌肉抽动感等应有的感觉。

1. 电极的放置：电极的放置部位比较灵活，常用方法有以下几种。

（1）电极置于痛区、运动点、扳机点、穴位上。

（2）电极置于病灶同节段的脊柱旁，沿着周围神经走向、病灶上方节段、病灶对侧同节段上，两个电极或两组电极的放置方向有并置、对置、近端-远端并置、交叉形等。

（3）眼-枕经颅法。

（4）电极放在术后切口两旁。

上述这些电极位置放置方法，有利于兴奋神经粗纤维，关闭脊髓后角闸门，激发 MLS 释放而产生镇痛作用。

2. 参数的选择：目前分为常规型、类针刺型、短暂强刺激型 3 种治疗方式。

3. 治疗时间：最常用的是常规型，治疗时间可很长，从每天 30 ~ 60 min 至 36 ~ 48 h 不等。类针刺型能同时兴奋感觉神经和运动神经，治疗时间一般为 45 min，根据受刺激的肌肉的疲劳情况决定。短暂强刺激型的电流很大，肌肉易疲劳，一般每刺激 15 min 左右后休息几分钟，一般情况下，每次治疗 30 ~ 60 min，每日 1 ~ 2 次，每周 3 ~ 6 次。

【注意事项】

1. 治疗部位：皮肤有瘢痕、溃疡或皮疹时，电极应避开这些部位；电极与皮肤应充分接触以使电流均匀作用于皮肤，以免电流密度集中引起灼伤；电极部位保持清洁，便于通电。

2. 对儿童进行治疗时，缓慢开机先以弱电流消除恐惧，再将电流逐步调至治疗量。

3. 综合治疗时，先采用温热治疗法，再行 TENS 进行镇痛，可增加局部血流量，降低皮肤电阻，增强治疗作用。

【禁忌证】

1. 带有心脏起搏器者严禁使用。

2. 严禁刺激颈动脉窦。

3. 以下情况需慎用：①孕妇的腹部和腰骶部不要使用。②眼睛部位的治疗。③脑血管意外的患者的头部。④电极置于人体体腔内的治疗等。

4. 注意有认知障碍的患者，不应进行自我治疗。

（二）神经肌肉电刺激疗法

应用低频脉冲电流刺激骨骼肌或平滑肌以恢复其运动功能的方法，称为神经肌肉电刺激疗法（nerve muscle electrical stimulation，NMES）或电体操疗法。由于治疗目的不同，又分为正常肌肉电刺激疗法、失神经支配肌肉电刺激疗法、痉挛肌电刺激疗法、平滑肌电刺激疗法、呼吸肌电刺激疗法。

1. 物理特性

（1）波型：常见 NMES 的波型有两种，即不对称双相方波和对称双相方波。

（2）脉冲：许多袖珍 NMES 仪的波宽固定于 0.2 ~ 0.4 ms。

（3）频率：NMES 所用的频率常在 100 Hz 以下。

（4）占空系数和通断比为（1∶1.5）~（1∶1）。

（5）上升时间指数波或三角波，上升时间为 10 ~ 500 ms。

2. 治疗原理及治疗作用 直接对神经肌肉进行电刺激可以引起肌肉节律性收缩，改善血液循环，促进静脉与淋巴回流；促进神经细胞兴奋和传导功能的恢复，增强肌肉的运动功能，增加和维持关节活动度；防止肌萎缩等。

【适应证】

适用于下运动神经元损伤所致肌肉失神经支配，失用性肌萎缩、习惯性便秘、宫缩无力等。

【仪器设备】（图 4-3）

1. 低频脉冲电疗仪，能输出三角波与方波电流，电流频率 0.5 ~ 100 Hz，波宽 1 ~

1 000 ms，脉冲上升时间和下降时间均可调，电流输出强度 0～100 mA，调制频率 1～30 次/min。有的仪器有自控断续装置。

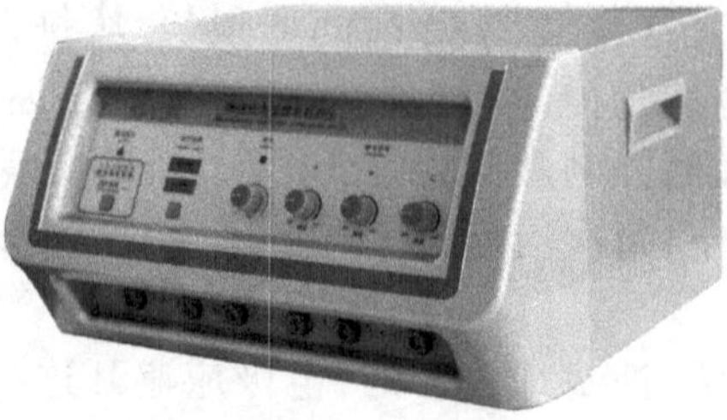

图 4-3 神经肌肉电刺激疗法

2. 附件电极为 150～200 cm^2 的板状铅片电极和直径 1 cm 的圆形点状电极或 1 cm×1 cm 的方形点状电极。电极、衬垫、导线和其他物品的要求与直流电疗法相同。

【操作程序】

1. 选择治疗用的电极和衬垫，衬垫以温水浸透。电极的放置有两种方式。

（1）单极法：以点状电极与衬垫为主极，置于患肌的运动点上，另一个 150～200 cm^2 的辅极置于颈背部（上肢治疗时）或腰骶部（下肢治疗时）。一般主极接治疗仪的阴极，辅极为阳极。

（2）双极法：取两个点状电极和衬垫置于患肌肌腹的两端，一般近端电极为阳极，远端电极为阴极。电极以沙袋、固定带固定。

2. 检查治疗仪的输出旋钮是否在“0”位，接通电源，调节治疗所需的各个参数。

3. 启动电源，缓慢调节电流强度，以引起不过于强烈但有明显可见的肌肉收缩且无明显皮肤疼痛为度。

4. 如使用电脑治疗仪，在启动电源、选择电体操处方后调节输出电流进行治疗。

5. 治疗完毕时缓慢将电流输出调回“0”位，关闭电源，从患者身上取下电极和衬垫。

【注意事项】

1. 要向患者说明治疗目的和方法以充分取得患者的合作。

2. 患者取舒适体位，使肌肉放松，暴露治疗部位，找出需刺激的运动点。

3. 患者治疗前需进行强度-时间曲线检查，可根据检查的结果确定治疗电流的参数。曲线最低点所对的时限为脉冲前沿应有的宽度，曲线最低点所对的强度为合适的刺激强度。

4. 患者治疗前未进行强度-时间曲线检查时，可根据患肌失神经支配的程度选择脉冲的参数。

5. 电刺激治疗宜分段进行，一般先刺激 3～5 min，肌肉收缩 10～15 下，休息 10 min 后再刺激，如此反复 4 回，总共收缩达到 40～60 下。失神经严重者治疗时开始只能使其每分钟收缩 1 下，一次治疗收缩 10～15 下。病情好转时需改变电流的脉冲宽度和强度，逐步增加肌肉收缩的次数，达到一次治疗收缩 20～30 下，缩短休息时间，延长刺激时间，使总收缩次数达到 80～120 下。

6. 治疗 1～2 次/d，15～20 次为 1 个疗程。

【禁忌证】

痉挛性瘫痪、高热、昏迷、恶性肿瘤(电化学疗法除外)、出血倾向、急性化脓性炎症、急性湿疹、心力衰竭、孕妇腰腹骶部、局部皮肤破损、局部金属异物、安装有心脏起搏器局部及其邻近组织、对直流电过敏者禁用。

四、中频电疗法

(一)等幅中频电疗法

医学上把应用 1 ~ 100 kHz 电流脉冲频率用来治疗疾病的方法称为中频电疗法(medium frequency electrotherapy,MFE)。等幅中频电疗法又称等幅中频正弦电疗法,通常被称为“音频电”疗法。

脉冲频率在 1 000 Hz 以下的范围内,每 1 个脉冲均能使运动神经和横纹肌发生 1 次兴奋,此称周期同步原则。当脉冲频率大于 1 000 Hz 时,运动神经和肌肉的兴奋即不符合周期同步原则,而是依靠中频电流所特有的规律发挥作用。当脉冲频率超过 1 000 Hz 时,脉冲周期短于运动神经和肌肉组织的绝对反应期,它就不能引起足够的兴奋。因此,在医学上把中频电流频率规定为 1 ~ 100 kHz 的范围,就是这个缘故。

目前,我国中频电疗技术的研究和应用,特别是微电脑技术在电疗法中的应用已相当普及,即使在基层医疗单位,也广泛应用中频电流治疗各种疾病。

【适应证】

瘢痕、关节纤维性挛缩、术后粘连、炎症后浸润硬化、注射后硬结、血肿机化、狭窄性腱鞘炎、肌纤维组织炎、硬皮病、阴茎海绵体硬结、肩关节周围炎、血栓性静脉炎、关节炎、肱骨外上髁炎、慢性盆腔炎、肠粘连、慢性喉炎、声带肥厚、神经炎、神经痛等。

【仪器设备】(图 4-4)

1. “音频电”治疗仪,或有“音频电”处方的电脑中频电疗仪,能输出 2 ~ 10 kHz 的等幅正弦电流。

2. 附件电极为铅片、铜片或导电橡胶板。衬垫由 2 ~ 3 层绒布制成,稍大于电极,有布套可插入电极。导线应柔韧,外表绝缘良好。其他用品有绝缘布、沙袋、固定带等。

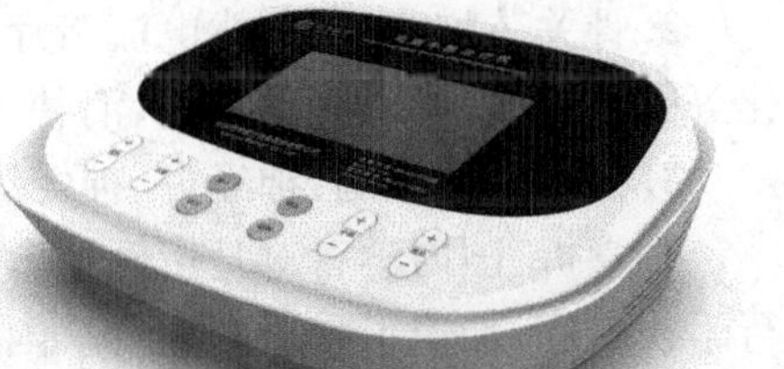

图 4-4 等幅中频电疗法

【操作程序】

1. 选好治疗需用的电极和衬垫,金属电极应予展平。

2. 将电极和衬垫对置或并置于治疗部位,使衬垫紧贴皮肤,处于电极与皮肤之间,电极应在衬垫各边之内,以沙袋、固定带固定电极。

3. 检查治疗仪的输出旋钮是否在“0”位,开启电源。

4. 以顺时针方向缓慢调节电流输出,使电流表指针上升,逐渐增大电流强度达到患者可耐受为度。

5. 治疗完毕,逆时针方向缓慢旋动调节器使电流回到“0”位,关闭电源,取下电极和衬垫。

【注意事项】

1. 衬垫应冲洗干净，以温水浸透，以不烫、不滴水为度，并予展平。

2. 将电极插入电极套，将导线的两端分别与电极和治疗仪的输出插口相接。

3. 患者取舒适体位，暴露治疗部位。

4. 告诉患者治疗时电极下应有麻刺、颤动感。

5. 治疗数分钟后患者的电极下感觉逐渐减弱，可再次加大电流强度。电流密度以衬垫面积计算，一般为 0.1 ~0.3 mA/cm^2。

6. 每次治疗 20 ~ 30 min，治疗 1 次/(1 ~ 2) d，15 ~ 20 次为 1 个疗程，可重复几个疗程。

【禁忌证】

恶性肿瘤、急性炎症、出血倾向、局部金属异物、心脏起搏器、心区、孕妇下腹部、对电流不能耐受者禁用。

(二)干扰电疗法

将 2 组或 3 组不同频率的中频电流交叉地输入人体，在体内发生干扰后产生低频电流，这种电流称作干扰电流。应用干扰电流治疗疾病的方法称为干扰电疗法(interferential current therapy，ICT)，又称交叉电流疗法。

干扰电流的镇痛作用比较明显，干扰电流作用后局部皮肤的痛阈有显著提高，治疗多种痛症有较明显和持久的镇痛效果。临床上常用 90 ~ 100 Hz 或 0 ~ 100 Hz 扫频及 100 Hz 固频来治疗疼痛。

【适应证】

1. 软组织损伤：干扰电疗对软组织扭挫伤、挤压伤、慢性劳损、肌纤维组织炎、腱鞘炎伤病，有较好的止痛、消肿、加速损伤修复的作用。

2. 骨关节疾病：用干扰电流治疗关节扭伤，肩周炎、退行性骨关节病、滑囊炎、骨膜钙化等关节疾病，可以达到止痛、消肿、恢复关节活动度的效果。

3. 神经系统疾病：神经炎、神经痛、坐骨神经痛、三叉神经痛、枕神经痛、带状疱疹等。

4. 骨折：国内学者对骨折延迟愈合的患者在不撤除外固定和金属内固定的情况下进行干扰电疗，加速了骨折的愈合。国外常用干扰电流治疗骨折后骨不连、假性关节病、骨折后骨萎缩等。

【仪器设备】(图 4-5)

1. 干扰电疗仪能同时输出频率为 4 000 Hz 与(4 000±100) Hz，差频为 0 ~ 100 Hz 的 2 路等幅中频电流。其附件有 2 对(4 块)铅片电极或导电橡胶电极，2 ~ 3 层绒布制成的薄衬垫或以海绵制成的衬垫。有的治疗仪带有负压装置，电极装在吸盘内，吸盘内可加负压，治疗时可使之吸附在皮肤上。有 4 条导线分别连接电极与治疗仪，其他物品有沙袋、固定带等。

2. 动态干扰电治疗仪，类似于干扰电治疗仪，但其输出的 2 路电流的幅度被波宽为 6 s 的三角波所调制，使 2 路电流的输出强度发生周期为 6 s 的节律性幅度变化。其余附件和用品与干扰电疗仪相同。

3. 立体干扰电治疗仪，能同时输出 3 路 5 000 Hz 的等幅正弦电流。其附件有 2 个星

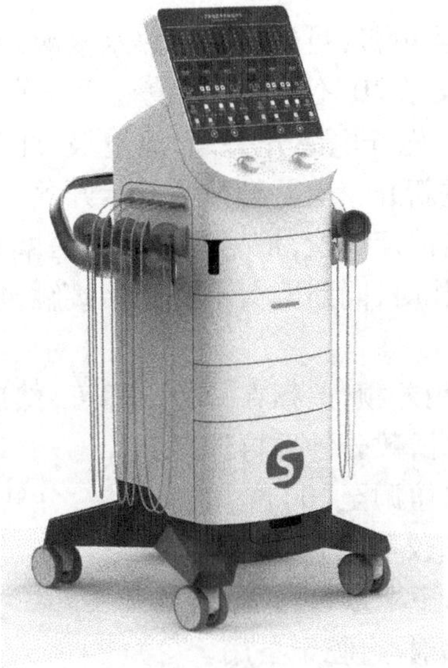

图 4-5　干扰电疗法

状电极，每个星状电极内有排成三角形的 3 块小电极。两个星状电极的左右 2 对小电极的方向相反，相应方向的 3 对小电极分为 3 组，每组的 2 块小电极连接至治疗仪的三路输出，共有 3 路电流。其余附件和物品与干扰电疗仪相同。

【操作程序】

1. 选择仪器与电极：目前国内外干扰电疗仪均有 4 个电极，分 A、B 2 组输出电流，多为频率相差 100 Hz 的正弦交流电，一组为 4 000 Hz，另一组为(4 000±100)Hz。有一种四联电极，将 4 块电极镶嵌在一块绝缘海绵上，此适于小部位治疗。立体干扰电疗用 2 个星状三联电极进行治疗。还有一种治疗仪，带有产生负压装置和专用的吸附电极，操作方便，易于固定电极。

2. 固定电极：选用 4 块大小合适的电极，与电极相连接的 4 根导线，分为 A、B 2 组，每组 2 根导线。A 组导线连接至治疗仪的 A 路输出孔，B 组导线则连接至 B 路输出孔。这 2 组电极，交错放置，使病灶处于 4 块电极中心，即电流交叉处。

3. 选择差频：根据治疗需要选用不同差频，每次治疗选用 1～3 种差频，每种差频治疗 5～15 min，总治疗时间不宜超过 20～30 min。

4. 选择治疗剂量：治疗电流强度一般在 50 mA 之内，可参照患者感觉或肌肉收缩强度，将治疗剂量分为三级。

(1)参照患者感觉分为：①感觉阈下，刚有电刺激感时，再稍调小至感觉消失，但电流表应有指示；②感觉阈，刚有电刺激感或麻颤感；③感觉阈上，有明显电刺激感或麻颤感。

(2)参照患者运动分为：①运动阈下，电流表有指示，但无肌肉收缩反应；②运动阈，刚引起肌肉收缩反应；③运动阈上，有明显肌肉收缩反应。除了上述分级，还可参照患者耐受程度来调节电流强度。耐受限度是指患者所能耐受的最大限度。

【注意事项】

1. 根据治疗部位选择适当电极，衬垫用普通热水浸湿，湿度、温度需适宜。

2. 检查 2 组输出钮是否处在"0"位，差频数值显示开关是否在显示位置处。

3. 接通电源，指示灯亮。先开电源开关，后放电极，此与一般电疗仪操作步骤不同。如差频数值显示屏不亮，应重新开一次差频数值显示开关。

4. 患者取舒适体位，暴露治疗部位，根据病情或按医嘱选择固定电极，务必使 2 路电流电力线交叉于病灶处。操作时，同路电极不要互相接触，4 块电极之间距离根据部位大小决定，一般不能小于 4 cm。

5. 根据病情或按医嘱选用差频，差频在±5 Hz 即可，然后缓缓调节电流输出钮，将电流量调到医嘱要求规定略低处，数分钟后再调准。

6. 治疗完毕，将电流输出钮调至"0"位，取下电极，分开放置，不使其接触，无须关闭电源开关(此点亦与一般电疗仪不同)。

7. 最后一人治疗结束，取下电极，再关闭电源开关。

8. 衬垫用清水洗净，煮沸消毒，晾干备用。

9. 每日或隔日治疗 1 次，治疗时间一般为 20 ~ 30 min，15 ~ 20 次为 1 个疗程。

【禁忌证】

对于出血、恶性肿瘤、急性化脓性炎症，有出血倾向，局部有金属固定物，体内植入心脏起搏器者、心区、孕妇下腹部、对电流不能耐受者禁用。

(三)调制中频电疗法

采用频率为 1 ~ 100 kHz 的中频正弦电流。临床上常用频率为 2 ~ 5 kHz，常用方法有等幅中频正弦电疗法、调幅中频正弦电疗法和干扰电疗法 3 种。调制波频率为 10 ~ 200 Hz，可采用全波或半波，连续调制或间断调制，还可采用等幅波和调制波交替出现，或频率交变的调制波。

调制中频电流兼有低、中频电流的特点，用于止痛或促进血液循环，较低、中频电单独应用作用明显；用于神经肌肉刺激时，由于皮肤刺痛小，患者可耐受较大电量。干扰电是利用 2 组频率相差 0 ~ 100 Hz 的等幅中频正弦电流[临床多用(5±0.1)kHz]，交叉输入人体同一部位。在交叉部形成干扰电场，在体内按正弦电波的差拍原理产生 0 ~ 100 Hz 的低频调制中频电流。临床上利用 3 组等幅中频正弦电流，从三维空间交叉输入人体，形成立体干扰电场，其效果优于一般干扰电场。经改进后，采用 3 组强度交替改变的正弦电流，使局部的刺激作用更易为患者忍受，进一步提高治疗效果，此方法称为动态立体干扰电疗法。

1. 中频电流疗法的特点

(1)中频正弦电流不产生电解作用，不引起组织的化学损伤。

(2)频率高，组织阻抗小，可使用较大电流量。

(3)对感觉神经刺激较小，患者易于接受。

2. 中频电流疗法的治疗作用

(1)镇痛以正弦调制中频电流最佳，对因急性软组织损伤造成的疼痛效果较好。

(2)刺激肌肉收缩:以动态立体干扰电场效果最佳,疼痛刺激小,作用深入,患者易于接受。

(3)促进血液循环,改善营养代谢。

(4)促进淋巴和静脉回流。

(5)软化瘢痕,松解粘连。

【适应证】

与干扰电适应证相同,如角膜炎、巩膜炎、虹膜炎、中心性视网膜炎、小腿淋巴淤滞、输尿管结石等。正弦调制中频电药物离子导入的应用,更扩大了适应范围。

【仪器设备】

1. 治疗机 XTS-1 型调制中频电疗机。

2. 电极波型电流可采用干扰电的电极,即铅板和1层绒布。半波整流电流由于有直流成分,电极同直流电疗法。

【操作程序】

1. 将仪器接通电源,检查是否处于良好工作状态。

2. 选择适宜大小电极板和吸水垫,或涂抹导电胶,再接上输出导线与仪器连接。然后将电极放在患者裸露的治疗部位上,用沙袋或固定带固定电极。

3. 开启电源,根据疾病诊断,按动程序处方键,选择治疗所需的程序处方。程序处方编制,目前尚少规范,一般按疾病或症状命名。

4. 检查输出旋钮,使之处于"0"位。然后调节治疗时间,进入倒计时状态。最后调节电流输出使之达到治疗所需的适宜强度。

5. 治疗时,电极下有电刺激、麻、颤、肌肉收缩感,可按患者的感觉与耐受度调节电流量,一般为 0.1 ~ 0.3 mA/cm^2。

6. 治疗完毕时,将剂量旋钮转至"0"位,关闭电源,取下电极。

【禁忌证】

同干扰电流治疗。

五、高频电疗法

(一)短波疗法

应用波长为 10 ~ 100 m 的高频交流电在体内产生磁场或电场,以此来达到治疗目的的方法,称短波疗法。由于采用电缆线圈电极,治疗时主要利用高频交变电磁场通过导体组织时产生涡流而引起组织产热,故又称感应透热疗法。

短波疗法产生涡电流属传导电流,重点作用于肌肉、肝及肾等电阻小的组织,对脂肪及骨组织作用小,后者可采用电容电极法,通过高速皮肤与电极距离达到作用部位。其主要治疗作用:①可使组织的小动脉及微血管扩张,改善血循环;②缓解胃肠平滑肌的痉挛,具有止痛作用;③作用于肾上腺区时,有促进肾上腺糖皮质激素分泌功能,提高儿茶酚胺类物质的分泌作用。

短波电疗法操作比较简便,一般可穿着衣服进行,不良反应少。其生理治疗作用和临床应用与中波电疗法基本相似,故目前国内多以此代替中波电疗。

1. 物理学特性

(1)常用波长(频率)22.12 m(频率13.56 MHz)、11.06 m(频率27.12 MHz)。

(2)波形等幅连续正弦波,等幅脉冲正弦波。

(3)常规短波电疗机输出功率250~400 W。治疗恶性肿瘤的大功率短波电疗机最大输出功率1 500~2 000 W。

2. 生物物理学特性 治疗时电极可以离开皮肤,且热分布比较均匀。热效应属欧姆耗损产热。非热效应易引起皮下脂肪过热,作用深度较浅。

3. 生理作用

(1)改善深部组织的血液循环,促进血液和淋巴循环,增强新陈代谢过程,有利于亚急性炎症和慢性炎症的吸收与消散。

(2)增强肝脏的解毒功能,增加胆汁分泌,缓解胃肠平滑肌痉挛,增强胃肠道的吸收和分泌功能。

(3)使肾血管扩张,血流量增加,促进肾上腺糖皮质激素分泌功能,提高儿茶酚胺类物质的分泌作用,使肾脏功能得到改善;并可增强肾上腺皮质的功能,使皮质类固醇的合成增加。

(4)中小剂量的短波可以使网状内皮系统吞噬功能增强,使人体的免疫能力得到很大改善。

(5)大剂量的短波电流(一般在42.5 ℃以上)可以杀灭肿瘤细胞或抑制其增殖,阻滞其修复。当它与放射线、化疗、手术等合理综合应用时,能明显提高恶性肿瘤的治愈率。

【适应证】

1. 运动系统疾病:肌痛、扭挫伤、血肿、肩周炎、关节炎、肌炎、纤维织炎、术后粘连等。

2. 消化系统疾病:胃炎、溃疡病、结肠炎、胃肠痉挛、胆囊炎、肝炎等。

3. 呼吸系统疾病:肺炎、支气管哮喘、支气管炎等。

4. 泌尿系统疾病:膀胱炎、肾盂肾炎、急性肾功能衰竭等。

5. 神经系统疾病:神经痛、周围神经损伤、神经根炎、脊髓炎、多发性硬化等。

6. 生殖系统疾病:盆腔炎、附件炎、子宫发育不全、前列腺炎等。其他短波高热疗法配合放疗、化疗可用于较深部肿瘤的治疗。

【仪器设备】(图4-6)

1. 国产短波治疗机输出电压为90~120 V(小功率机)和300~400 V(大功率机),前者最大功率为70 W,后者为250~300 W。

2. 短波治疗机的振荡电路,主要采用推挽式,用三级真空电子管等构成而产生高频连续等幅振荡交流电。

3. 圆盘电极与涡流电极。

4. 电容电极由薄金属片或金属网外包以橡皮、毡子制成,也有用玻璃外壳内装以金属板状电极,并可调节金属片的距离,以根据病变深浅调节皮肤电极间隙之距离。可根据病变情况采用并置法和对置法。这种方法主要起电场作用,可在脂肪中形成大量热能,并可达相当大的深度。

【操作程序】

短波治疗时影响治疗的因素较多,须根据病变性质、作用部位和范围来选择电极大小、放置方式、位置，空气间隙剂量大小等。

短波治疗方法一般有3种。

1.线圈电极

(1)可变型(如电缆电极)和固定型(如圆盘电极与涡流电极)2种。

(2)脊柱、肢体：又长又大的部位用电缆电极；胸、腹、腰背等大面积区域用圆盘电极；五官、头面及病灶小的部位用涡流电极。

(3)电缆线圈形成电磁场的分布：当高频电流通过线圈导体时，就产生电磁场感应。有人研究表明，当短波电流通过电缆时所产生的磁场和电场不同，电场在电缆两端最强，而中间较弱；而磁场在两端较弱而中间最强，据此，拟治疗电阻率小的组织器官如肌肉等部位时，宜取电缆之中部。拟治疗电阻率较大的组织，如关节的韧带和结缔组织时，则宜选用电缆两端，因为电场易于通过电阻大的类似介质的组织。

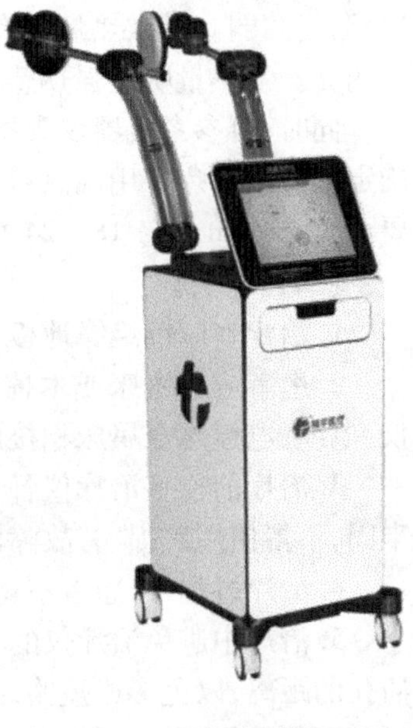

图4-6　高频电疗法

(4)电缆圈数过多会影响高频电场输出，一般用1～4圈。电缆线圈间的距离不宜过近，据推算圈间距离应大于1 cm。为了使磁力线作用于深部，故人体与电缆间应保持一定距离，一般为1～2.5 cm(或1/2r，r为肢体半径)。

(5)电缆线圈的绕法：电缆为高压绝缘电线，电缆长度最长为波1/2、1/4或3/4。根据不同治疗部位，可将电缆绕成不同形状，在肢体部位治疗时须向同一方向旋转，切勿在电缆两端各向相反方向旋绕，以免方向不同的磁力线互相干扰而减弱。

2.圆盘电极与涡流电极　这是将电缆盘绕在圆形胶木盒中的电极，分大、小2种。

(1)电盘电极：将电缆绕成钟表弹簧状，整个放入一个圆胶木盒中，再固定在活动支臂上，称盘状电极或电缆盘电极。

(2)涡流电极：比较理想的涡流电极有大涡流电极和小涡流电极2种，大电极的直径为14 cm，小电极为5.5 cm，前者输出功率为200 W，适用于较大部位治疗。后者为70 W，适用于头、颈、腋下和小关节的治疗。涡流电极主要适用于27.12 MHz频率的短波，这种电极是3～4圈的金属导管圈，其两端连一电容器，导管呈螺旋形，不在一个面上。圈间距离较大以减少圈间电容，电容减少，电场强度相应减少，而使磁场强度增强，在人体产生的涡流亦增加。导管两端连接电容器，形成振荡电路，以减少电场作用人体，使磁场发生作用。整个电极装于电木盒或塑料盒内，可根据作用部位、大小选择电极治疗，治疗时只有感应加热而无电容加热。这种电极以单极形式作用人体，其中的磁场使人体产生涡流，电极直径不大，作用于头、肢体等各处均较方便，作用深度最大可达8 cm。

3.电容电极：电容电极由薄金属片或金属网外包以橡皮、毡子制成，也有用玻璃外壳内装以金属板状电极，并可调节金属片的距离，以根据病变深浅调节皮肤电极间隙的距离。可根据病变情况采用并置法和对置法。这种方法主要据其电场作用，可在脂肪中形成大量热能，并可达相当大的深度。

一般根据患者治疗时的温热感觉确定治疗剂量。①无热量患者无温热感，氖灯管刚启辉，光暗弱。②微热量刚有温热感，氖灯管全亮，光暗淡。③温热量舒适温热感，氖灯管明亮。④热量明显强热感，但能耐受，氖灯管明亮。

同时，可参考机器仪表指针参数(mA)。因各机器标准不同，故可结合具体机器条件确定。短波治疗多用温热量和热量治疗，一般每日1次或隔日1次，每次20 min，根据需要可至30 min，12～18～24次为一疗程。

【注意事项】

1. 治疗室应铺绝缘地板，治疗仪应接地线。各种设施应符合电疗安全技术要求。

2. 患者应在木床或木椅上治疗。如遇特殊情况需在金属床上治疗时，应避免治疗仪、电缆、电极与金属床相接触，电缆、电极下方垫以棉被或橡胶布。

3. 治疗前检查治疗仪各部件能否正常工作，电缆电极是否完好无损，电极插头是否牢固，不得使用破损、有故障的治疗仪与附件。

4. 治疗过程中，患者不得任意挪动体位或触摸金属物。

5. 治疗中避免治疗仪的2根输出电缆相搭或交叉、打圈，间距不宜小于治疗仪输出插孔的距离，以免形成短路，损坏电缆并减弱治疗剂量。电缆也不得直接搭在患者身上，以免引起烫伤。

6. 头、面、眼、睾丸部位，尤其是婴幼儿，不得进行温热量与热量治疗。

7. 感觉障碍与血液循环障碍的部位在治疗时，不应依靠患者的主诉来调节剂量，谨防过热烧伤。

8. 手表、手机、收录机、电视机、精密电子仪器应远离高频电治疗仪，以免损坏仪器或发生干扰。

【禁忌证】

活动性肺结核、低血压、慢性血液循环代偿不全Ⅱa级以上者，装起搏器及心脏瓣膜置换者，孕妇腹部等禁用。小功率对恶性肿瘤患者禁用。

(二)超短波电疗法

应用波长在1～10 m的高频正弦交流电所产生的高频电场作用于人体治疗疾病的电疗法。因超短波电疗应用电容电极产生超高频电场，故又称为超高频或超短波电场疗法。

目前超短波电疗仪常用波长为7.37 m(频率40.08 MHz)或波长6 m(频率50 MHz)。输出功率大型仪200～400 W，小型仪30～50 W。脉冲超短波的波长为7.7 m(频率38.96 MHz)或波长6 m(频率50 MHz)。脉冲持续时间1～10μs，周期1～10 ms，通断比为1∶25或1∶(100～1 000)，脉冲重复频率100～1 000 Hz，峰功率1～20 kW。

超短波电场作用于机体产生热效应和非热效应，因频率比短波高，故非热效应比短波显著，而热效应比短波更深，更均匀。

1. 治疗作用

(1)对心、血管系统的作用。

(2)对神经系统的作用：①镇痛；②周围神经再生；③嗜睡；④调节自主神经或神经丛。

(3)对网状内皮系统及免疫功能的作用。

(4)对内分泌系统的作用。

(6)对脏器的作用。

(7)对血液和造血器官的作用。

(8)对生殖系统的作用。

(9)对新陈代谢的作用。

(10)对炎症的作用。

治疗剂量的大小可以通过电极的空气间隙距离或衬垫的厚度或仪器输出档做调节，但无论哪种剂量，仪器的调出必须处于谐振状态。

2. 电极种类

(1)板极为金属电极外包以橡胶的板状电极，依面积的大小分为大、中、小号。小功率治疗仪为圆形板极，大功率治疗仪为长方形或圆形。治疗时在板极与皮肤间置衬毡或棉垫。

(2)玻璃电极：①圆形玻璃电极为圆形金属电极外包玻璃罩，罩内有空气间隙，分大、中、小号。②体腔电极为圆柱状金属电极外包玻璃罩，如阴道电极，直肠电极。

3. 电极的选择

(1)电极种类：①小而浅的部位，如眼、耳、鼻、喉及皮表，可选用圆形板极；②较深的病灶，可选用玻璃电极；③较平坦的胸、背、腰等部位，可选用长方形板极；④急性炎症、感染、伤口、溃疡等宜选有支架，以空气为间隙的电极。

(2)电极大小：除浅表的治疗外，电极应比病灶面积大，以电极的直径与病灶截面最大径线之比为1.2∶1为宜，使电力线作用深且均匀。

4. 电极间隙　间隙的大小决定电场作用的深度和均匀性，间隙小时，电力线密，集中表浅处；间隙大时，电力线分布均匀，作用较深。对凸凹不平体表的治疗，更应选用大间隙。间隙的大小依治疗仪的输出功率和病变部位的深浅而定，通常微热量治疗时，小功率仪浅作用的间隙为0.5～1 cm，深作用的间隙为2～3 cm；大功率仪浅作用的间隙为3～4 cm，深作用的间隙为5～6 cm。

5. 电极的放置法

(1)对置法将2个电极相对放置，使电力线贯穿治疗部位。

(2)并置法将2个电极置于体表的同一侧，作用较浅。

(3)交叉法即垂直方向上的2次对置法，使病变部位得到更均匀更充分的治疗。用于鼻旁窦、肺部、盆腔等处。

(4)单极法将一个电极置于治疗部位，另一极相背置于远离治疗部位之处，大功率仪尽量避免单极法，以减少电磁波污染。

(5)体腔法将消毒的体腔电极置于阴道或直肠内，另一板极置于相应的腹部或腰骶部。

6. 治疗剂量、时间和疗程

(1)剂量分级：Ⅰ级无热量，无温热感；Ⅱ级微热量，有微弱的温热感；Ⅲ级温热量，有明显的温热感；Ⅳ级热量，有强烈热感(只用于射频的肿瘤热疗中)。急性病变宜无热量，短时间;慢性期宜微热量,15 ~ 20 min。

(2)治疗时间:根据剂量分级要求,一般每次 5 ~ 20 min 不等。用于肾衰竭尿闭治疗时可用温热量 20 ~ 30 min,每日 1 ~ 2 次。恶性肿瘤的高热治疗用热量,每次 40 ~ 60 min,每周 1 次。

(3)疗程:通常每日或隔日 1 次,10 ~ 20 次为一疗程,急性病变可每日 1 ~ 2 次。

【适应证】

1. 超短波广泛应用于一切炎症过程,如软组织、关节、骨骼、五官、胸腹腔脏器、神经系统、生殖器等炎症,对急性、亚急性炎症效果更好。特别对化脓性炎症疗效显著,早期应用可使炎症加速消退不致化脓。当已有组织坏死时应用则可使炎症局限化,加速脓肿成熟、破溃。可促使肉芽组织生长,加速伤口愈合。

2. 对急性软组织感染进行治疗,不但可缩短疗程,提高治愈率,同时可减少手术的概率。

3. 疼痛性疾病如神经痛、灼性神经痛、肌痛、幻肢痛等。

4. 对血管运动神经和一些自主神经功能紊乱的疾病如闭塞性脉管炎、雷诺病、支气管哮喘、胃肠功能低下、痔疮以及结肠、膀胱、直肠痉挛大多有良好的疗效。此外,对急性、亚急性肾炎、急性肾功能衰竭引起的少尿或无尿症状疗效显著。

5. 各期冻伤　对冻伤有明显效果。Ⅰ、Ⅱ期冻伤,甚至Ⅲ期冻伤并伴有坏死者均适合用超短波治疗,但必须用弱剂量,可以加速消炎、消除水肿,并能预防坏疽的发生和发展。

6. 各种创伤伤口及溃疡　超短波能加速各种创伤反应的消退,如疼痛、肿胀、血肿、关节积血、积液及骨折、脱臼复位后肿胀等。

【仪器设备】(图 4-7)

1. 治疗机　国产的超短波治疗机,按输出功率可分为 2 种规格。一种是立地式大功率(200 ~ 400 W)治疗机,另一种是手提式小功率(25 ~ 80 W)治疗机,输出电流为数安培。前者适用于大部位,深层组织和内脏疾病的治疗,后者适用于小部位,浅层组织,特别是五官科疾病的治疗。

2. 电极　超短波治疗电极以电容电极为主。这些电极由金属网或金属板构成,治疗时为避免金属直接接触造成烫伤,金属外面必须用绝缘物覆盖。因超短波波长短,频率高(30 ~ 300 MHz),超短波电流很容易通过电介质,故治疗时电极无须直接接触皮肤。电极和皮肤间隙以空气或用干毛巾棉垫隔开。

电容电极按照其形状可分为 2 种。

(1)板状电极:内部是金属网或金属片,外包橡胶、毛毡、绒布等物质,呈长方形、正方形、长条形。一般分大、中、小 3 套。

(2)圆形电极:内为金属板,外包橡胶、绒布。一般亦有大、中、小 3 种,其直径分别为 12 cm,9 cm 或 8 cm 以及 5 cm 或 4 cm。此外,超短波治疗机还附有直肠和阴道等体腔治疗用的金属电极,这种体腔电极一般都有玻璃外罩。治疗时,经消毒后可直接插入腔道中。

3. 治疗剂量　在实际工作中主要是根据患者的感觉,参考氖灯管亮度和仪表读数,

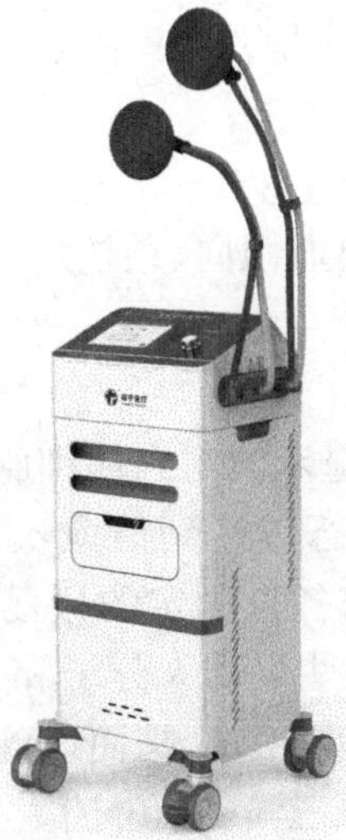

图 4-7 超短波电疗法

分为如下的几种剂量。

1 级(无热量):患者无温热感,氖灯管刚启辉,光暗弱。

2 级(微热量):仅稍有微温感,氖灯管全亮,光暗淡。

3 级(温热量):有舒适温热感,氖灯管明亮。

4 级(热量):有明显热感,但能耐受,氖灯管明亮。

临床上,一般急性炎症或急性病,用 1 级量(每次 8 ~ 10 min)或 2 级量(每次 10 ~ 12 min)。慢性炎症或慢性病用 3 级量或 4 级量(每次 15 ~ 20 min),4 级量一般少用。其次,对神经节段反射的治疗,一些敏感的器官如眼、脑、心脏、睾丸和卵巢等,以及全身情况衰弱,或有明显自主神经系统功能紊乱,或贫血等患者均应采用小剂量治疗。儿童多用 8 ~ 12 min。疗程应根据病情发展而定,如一般急性炎症 6 ~ 8 次即有明显好转或治愈。慢性炎症则需 12 ~ 24 次方可好转或减轻。

【注意事项】

1. 治疗室,需铺木地板,治疗床、椅为木制品,暖气及水管等加隔离罩,治疗仪必须接地线。

2. 除去患者身上一切金属物,禁止在身体有金属异物的局部治疗。

3. 治疗部位应干燥,禁穿潮湿衣服及金属织物治疗,治疗前擦去汗液,除去伤口的湿敷料及伤口的分泌物。

4. 使患者保持适宜的治疗体位,维持治疗局部的平整,对不平的局部宜适当加大治疗间隙;对双膝或踝两侧进行对置治疗时宜置衬垫于膝(踝)间,以免造成电力线集中于突起处,保证电力线的均匀。

5. 电极面积应大于病灶,且与体表平行。

6. 2 个电极电缆不能接触交叉或打卷,以防短路;电缆与电极的接头处及电缆与皮肤间需以衬垫隔离，以免烫伤。

7.治疗中患者不能触摸仪器及他物，治疗中要询问患者的治疗感觉，尤其是有感觉障碍者，以免烫伤。

【禁忌证】

恶性肿瘤（大功率热疗除外）、出血倾向、结核病、妊娠、身体局部有金属物、心脏起搏器植入者禁用。

（三）毫米波疗法

毫米波疗法是通过特定频率的毫米波与人体细胞产生相干谐振和相干振荡的原理，使人体病变细胞恢复到正常工作状态以达到治愈疾病的目的。生物组织成分中DNA、RNA、蛋白质等大分子和生物膜均有各自固定的振荡频率，这些频率正处于毫米波的振荡频率范围内，因此毫米波作用于这些生物大分子和生物膜时可发生谐振。借此可以使细胞通透性提高，营养转化与代谢恢复正常，从而达到治疗疾病的目的。

毫米波是波长为1～10 mm的电磁波，它位于微波与远红外波相交叠的波长范围，因而兼有两种波谱的特点。毫米波处于微波波段的最高端，具有独特的物理特性，与生物体相互作用能产生特殊的生物学效应。

【适应证】

胃、十二指肠溃疡，高血压病、冠心病、慢性阻塞性肺疾病、面神经炎、神经痛、颈椎病、肩关节周围炎、关节炎、骨折、扭挫伤、肌纤维组织炎、伤口愈合迟缓、烧伤、毛囊炎、疖、痈、蜂窝织炎、丹毒、手部感染、淋巴结炎、静脉炎、肾盂肾炎、前列腺炎、盆腔炎、颞颌关节功能紊乱、疼痛、放化疗后白细胞减少等。

【仪器设备】（图4-8）

1.毫米波治疗仪，能输出波长8 mm（频率37.50 GHz），波长7.1 mm（频率42.25 GHz），波长5.6 mm（频率53.57 GHz）或波长4.9 mm（频率61.22 GHz）的毫米波。

2.可输出方波调制的毫米波或噪声毫米波治疗仪，输出功率密度<10 mW/cm^2，以辐射场作用于人体。

3.毫米波辐射器多为体表辐射器，也有用于阴道、直肠的辐射器。

4.治疗仪附有电场强度测定仪。其他用品有乳胶套、消毒液状石蜡。

【操作步骤】

1.患者取舒适体位，暴露治疗部位，也可穿单层棉织品衣服。伤口上可覆盖一块4～8层干纱布。

2.选好需要治疗的病变部位、痛点、穴位或病变脏器的体表投影部位。

3.移动治疗仪支臂，将辐射器移至治疗部位，或由患者、操作者手持辐射器，贴在皮肤或上述单层衣服、干敷料上，或距皮肤1～2 mm的空气间隙。

4.如果可能，使毫米波辐射电场方向与血管、神经或经络的走行方向一致。

5.体腔治疗时在辐射器外套以乳胶套，涂抹少量消毒液状石蜡，然后轻轻放入体腔内，达到治疗要求的方向和深度。

6.接通电源，打开输出开关即开始治疗。有的治疗仪需调节治疗处方或调节调制波参数。

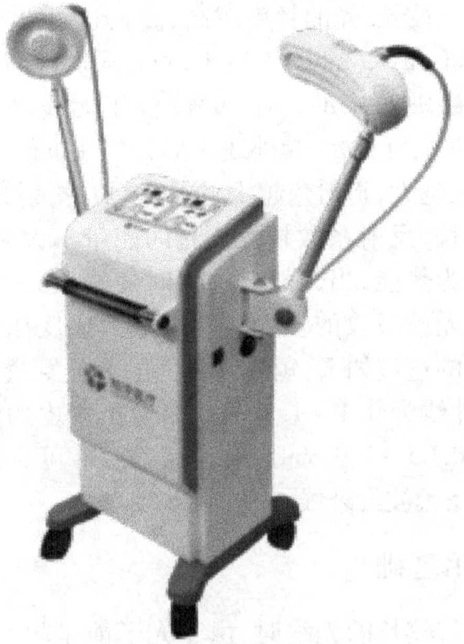

图 4-8 毫米波电疗法

7. 治疗时患者无任何感觉，不得任意挪动体位。

8. 每次治疗 20 ~ 30 min，穴位治疗时每穴 10 ~ 20 min，每次治疗 2 ~ 4 个穴位。

9. 治疗完毕，将辐射器从患者身上取下。

10. 治疗 1 次/(1 ~ 2) d，10 ~ 15 次为 1 个疗程。

【注意事项】

1. 治疗前检查治疗仪各部件能否正常工作，支臂是否松动，辐射器馈线是否完好。

2. 因辐射器输出时患者局部无任何感觉，故每次（或每天）治疗前必须以治疗仪所附测试仪测试辐射器是否有输出。

3. 辐射器是发生毫米波的主要部件，不得受撞击或掉落地上。

4. 治疗部位皮肤及伤口敷料必须保持干燥。

5. 辐射器截面积较小，其中心为毫米波辐射喇叭口，故治疗时必须使辐射器中心对准治疗部位。

【禁忌证】

眼部、妊娠、金属异物局部、心脏起搏器局部及其邻近组织等禁用。

第二节 光疗法

利用光线的辐射能作用于人体以防治疾病和促进机体康复的物理疗法即为光疗法。

光是一种具有电磁波和粒子流二重性的物质，既具有波长、频率、反射、折射、干涉等电磁波特性，也具有能量、吸收、光电效应、光压等量子特性。光是以电磁波形式运动的粒子流。光辐射的粒子称为光子或光量子，具有动能和质量。光子能量 = 普朗客常数×

光的振荡频率，光速=频率×波长，光的频率越高，波长越短，光子的能量越大。光波单位如下，1 微米（μm）= 1/1 000 毫米（mm），1 纳米（nm）= 1/1 000 微米（μm），1 埃（Å）= 1/10 纳米（nm）。光谱是电磁波谱中的一小部分，位于无线电波和 X 射线之间，波长为 180 nm ~ 15 μm，分为红外线、可见光、紫外线 3 部分。在折射中，折射角的大小与 2 种媒质密度的相差度有关，差距越大，折射角越大；波长越短，折射角越大。在反射中，波长越短，反射系数越小，波长越长，反射系数越大。光的能量不大时，只能使物质分子或原子发生振动或旋转将动能变为热能，当光能足够大时使物质分子或原子产生光化学反应。上述过程即为光的吸收。光被吸收的多少与穿透能力成反比，水易吸收红外线，而使紫外线通过。人体皮肤对光的透过如下，短波紫外线的有效穿透深度为 0.01 ~ 0.1 mm，相当于表皮的浅层；中长紫外线为 0.1 ~ 1.0 mm，相当于表皮的深层；可见光、短波红外线为 1.0 cm，长波红外线为 0.05 ~ 1.0 mm。短波、红外线、可见光>长波紫外线，可见光的蓝紫部分>中、长波紫外线>长波红外线>短波紫外线。

一、光的生物学作用基础

1. 热效应　当吸收波长较长的光线时，由于光子能量较小，主要是使受照射的分子和原子的运动加速，因而产生热效应。

2. 光电效应　紫外线和可见光的短波部分照射可引起光电效应，产生光电效应的基础是每个光子的能量足以使电子从电子轨道上逸出。如红外线照射时无论照射强度多大，因其光子能量小，均不能引起光电效应。实验表明，紫外线、可见光照射人体均可产生光电效应。

3. 光化学效应

（1）同质异构化。

（2）光分解作用：即在光作用下引起化学键的断裂，使物质分解的过程。如人眼的视网膜中含有的视紫质。

（3）化合作用。

（4）置换作用。

（5）光聚合作用：在光的作用下，相同元素聚合成大分子的过程。

（6）光敏作用：即在光感性物质或光敏剂的参与下，完成原来不发生的光化学反应现象。光化学效应是光的生物学作用的重要基础和原发性反应的一个重要环节。在光疗中，紫外线、可见光引起的光化学效应具有重要意义。

4. 荧光和磷光效应　某些物质吸收了波长较短的光能后可发出波长较长的光能，即荧光和磷光，其光子的能量低于原辐射的光子能量。荧光是外界光线停止照射后，该物质所发的光也随之消失。磷光是外界光线停止照射时，该物质所发的光还持续一段时间。

二、光疗分类

（一）红外线疗法（图 4-9）

用红外线治疗疾病的方法叫红外线疗法。其波长为 760 nm ~ 15 μm，目前医用分为 2 段，即短波红外线（760 nm ~ 1.5 μm）和长波红外线（1.5 ~ 15 μm）。

1. 生物效应

(1)红外线的波长,光量子能量低,作用于人体组织只能引起分子转动,不能引起电子激发,其主要的生物学作用为热效应而无光化学效应。

(2)红外线穿透力弱,短波红外线的穿透程度为 1~10 mm,可达真皮及皮下组织,长波红外线为 0.05~1 mm,仅达皮肤表皮的浅层。治疗应用的红外线强度一般为 0.07~0.49 W/cm^2。

2. 治疗作用

(1)改善局部血液循环。组织将吸收的光能转化为热能,引起血管扩张、血流加快、局部血液循环改善、组织的营养代谢加强。皮肤的温度升高与波长有关,依次为长波>短波>可见光。

(2)促进肿胀消退。由于循环改善,可加速局部渗出物吸收,从而促进肿胀的消退。

(3)降低肌张力,缓解肌痉挛。热作用使骨骼肌张力降低及胃肠平滑肌松弛,蠕动减弱。

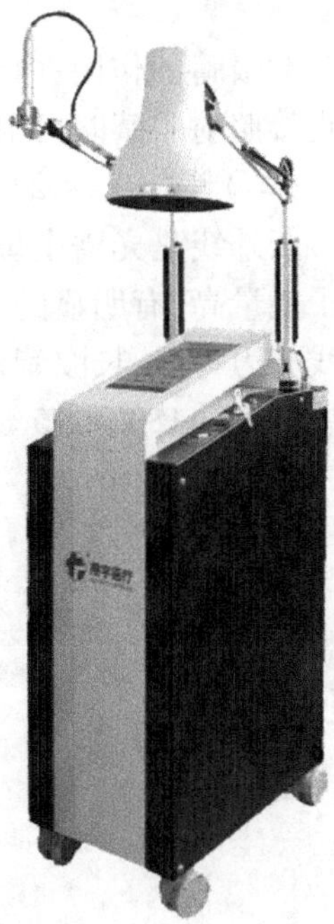

图 4-9 红外线疗法

(4)镇痛。热作用可降低感觉神经兴奋性,干扰痛阈。同时血液循环的改善、缺血缺氧的好转等,都有利于疼痛的缓解。

(5)表面的干燥作用。热作用使局部温度升高,水分蒸发,对于渗出性病变使其表层组织干燥、结痂。

3. 治疗技术 红外线灯波长为 770 nm~15 μm,以 2~3 μm 的长波红外线为主,适用于局部治疗。

4. 适应证及禁忌证

适应证:亚急性及慢性损伤炎症如肌肉劳损、扭伤、挫伤、滑囊炎、肌纤维组织炎、浅静脉炎、慢性淋巴结炎、静脉炎、神经炎、胃肠炎、皮肤溃疡、挛缩的瘢痕等。

禁忌证:出血倾向、高热、活动性结核、严重动脉硬化代偿不全的心脏病。

红外线治疗作用与适应证见表 4-1。

表 4-1 红外线治疗作用与适应证

治疗作用	适应证
改善局部血液循环,促进炎症消散	慢性炎症
降低神经兴奋性,镇痛,解痉	神经性皮炎、神经根炎、周围神经损伤
减少渗出,促进肉芽生长,加速伤口愈合	烧伤创面、慢性伤口、压疮、乳头皲裂
促进肿胀及血肿消散	扭挫伤、软组织损伤
减轻术后粘连,软化瘢痕,减轻瘢痕挛缩	术后粘连、注射后硬结、瘢痕挛缩

对眼睛的作用：由于眼睛含有较多的液体，对红外线吸收较强，因而一定强度的红外线直接照射眼睛时可引起白内障，因此在做面部照射时应注意保护眼睛。

（二）紫外线疗法（图 4-10）

紫外线是光谱中位于紫光之外，波长小于紫光的不可见光线，波长为 180 ~ 400 nm，光子能量高，有明显的光化学效应。紫外线的波段根据紫外线的生物学特点，将医用紫外线分为 3 段：长波紫外线（UVA）320 ~ 400 nm，中波紫外线（UVB）275 ~ 320 nm，短波紫外线（UVC）180 ~ 275 nm。

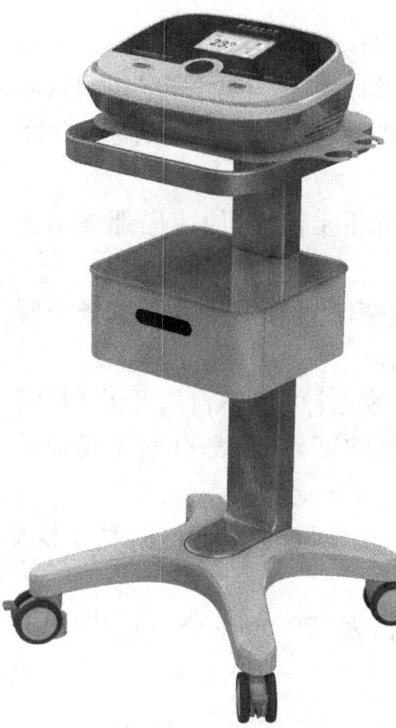

图 4-10　紫外线疗法

1. 生物效应

（1）光化学效应：光分解效应、光合作用、光聚合作用、光敏作用、荧光效应。

（2）红斑反应：一定剂量的紫外线照射皮肤或黏膜，经过一段时间，辐射区出现均匀的、边界清楚的红斑，即紫外线红斑。患者自觉红斑区发热，轻微刺痛。从临床表现看，紫外线红斑实质为皮肤或黏膜的一种急性非特异性炎症。紫外线红斑照射后不立即出现，有一定潜伏期，一般照射后 2 ~ 6 h 出现反应，12 ~ 24 h 达高峰。

红斑强度的分级见表 4-2。

表 4-2　红斑强度的分级

红斑等级	生物剂量/MED	红斑颜色及持续时间	自觉症状	皮肤脱屑	色素沉着
亚红斑量	<1	无红斑反应	无	无	无
阈红斑量	1	微红,12 h 内消退	大面积照射时可有轻微灼热感	无	无
弱红斑量(1级)	2～4	淡红,界限明显,24 h 左右消退	灼热感,瘙痒,偶有微痛	轻微	无,多次照射可微有
中度红斑量(2级)	5～6	鲜红,界限明显,伴皮肤微肿,3 d 内可消退	刺痛,明显灼热感	轻度	轻度
强红斑量(3级)	7～10	暗红,伴皮肤水肿,4～5 d 后逐渐消退	较重度的刺痛和灼热感,可有全身反应	明显	明显
超强红斑量(4级)	>10	暗红,伴皮肤水疱,5～7 d 后逐渐消退	重度刺痛和灼热感,伴全身反应	大片	明显

(3)色素沉着作用:紫外线一次大剂量或多次小剂量照射后,可使辐射区皮肤呈现褐黑色,此即为色素沉着效应。紫外线照射任何部位皮肤所引起的色素沉着均可自然消退。临床上主要治疗皮肤色素脱失性疾病,如白癜风。

1)速发性色素沉着:皮肤在照射后数分钟内即呈现褐黑色,光照后 1～2 h 肤色最深,之后逐渐消退,一般照后 6～8 h 可完全退尽。长波紫外线(320～400 nm)、可见光(400～700 nm)可引起这一类色素沉着。波长为 340 nm 的紫外线色素沉着效应最强。

2)延迟性色素沉着:在光照后 48 h 左右皮肤开始着色,十几天后着色最深,着色可持续 1 月至数月不等,可完全消退。这类主要由中、短波紫外线照射引起。如果照射剂量足够强,长波紫外线、可见光也能引起色素沉着。短波紫外线弱于中波。

(4)对 DNA 的影响:DNA 对中、短波紫外线有强烈的吸收作用,最大的吸收光谱为 253.7 nm。大剂量的紫外线可使 DNA 严重受损,引起细胞生命活动的异常或导致细胞的死亡,这是紫外线杀菌作用的基础。波长 300 nm 以下的紫外线皆有杀菌作用,但最佳波长为 253.7 nm 的短波紫外线。如果紫外线的剂量不大,则照射后 1～3 h DNA 合成明显受抑,几小时或 1 d 后恢复正常。随后 DNA 合成和细胞丝状分裂加速,于照射后 48～72 h 达顶点,而后恢复。利用小剂量的紫外线促进 DNA 合成和细胞丝状分裂的作用,可以促进肉芽、上皮的生长和伤口的愈合。

(5)对 RNA 和蛋白质合成的影响:小剂量的紫外线使 RNA 合成先抑制后加速,与 DNA 合成的加速一致,促进组织修复过程。大剂量紫外线可引起 RNA 破坏,蛋白质分解和蛋白质变性。紫外线可引起含有易断裂键的蛋白质变性,也是细胞损伤的原因之一。

(6)对酶的影响:酶一般是蛋白质,其二级结构靠氢键、疏水作用等弱相互作用力维持。紫外线有较高的能量,照射酶时,能被酶中的氢键吸收使氢键被破坏,因此酶的二级结构被破坏,从而降低或丧失活性。

(7)对钙磷代谢的影响:紫外线可以使人体皮肤中的7-脱氢胆固醇转变为维生素 D_3,再经过肝、肾羟化后的二羟维生素 D_3 具有促进肠道对钙、磷的吸收及骨组织钙化的作用。波长为275~297 nm 的紫外线作用较显著,以283 nm 和295 nm 为最大吸收光谱。在植物油中含有麦角固醇,经紫外线照射后可转化为维生素 D_2,被人体吸收,促进钙、磷代谢。利用紫外线调节体内钙、磷代谢的作用,可以治疗小儿佝偻病、成人骨软化病。钙离子对降低血管的通透性和神经兴奋性的作用可以减轻过敏反应,是紫外线的脱敏机制之一。

(8)对免疫功能的影响:①抑制过敏反应;②增强皮肤黏膜的免疫屏障作用;③增强机体全身免疫功能,刺激网状内皮系统,激活皮肤结缔组织中的巨噬细胞、淋巴组织的网状内皮细胞、血液中的单核细胞,增强其功能;④加强白细胞的吞噬能力;⑤增加补体和凝集素;⑥增加调理素;⑦活化 T 和 B 细胞。

2. 治疗作用

(1)紫外线红斑的治疗作用

1)消炎作用:紫外线红斑具有良好的消炎作用。红斑区血液循环加速,温度升高,新陈代谢旺盛,血管扩张,通透性增强,对炎性渗出物吸收加快,白细胞数量增加,吞噬功能增强,免疫防御功能提高等。紫外线照射对浅表组织内的细菌有直接杀灭作用,这些对控制炎症感染、加快炎症恢复均有重要作用。紫外线抗炎作用机制为杀菌、改善病灶的血液循环、刺激并增强机体防御免疫功能。

2)镇痛作用:紫外线照射可使痛阈升高,感觉时值延长。无论对感染性炎症、非感染性炎症疼痛,还是对风湿性疼痛及神经痛均有良好的镇痛效果,其镇痛机制如下。①对表皮深层的感觉神经末梢的直接作用,使其进入间生态或使其发生可逆的变化;②对于较深层组织止痛,可用优势兴奋波士顿,掩盖效应即来解释紫外线红斑所产生的冲动与痛觉冲动在传入经路上的互相竞争与互相干扰。

3)促进伤口愈合:在紫外线光谱中,中、短波段的作用优于长波段,根据伤口的特点,可选用红斑量至强红斑量,一般不用超强红斑量。

如果伤口内肉芽组织新鲜并长满伤口,紫外线重复照射时要减量,否则剂量过大使细胞的 DNA、RNA 破坏,蛋白质变性,细胞死亡。

小剂量紫外线照射可促进组织再生,对于骨折、周围神经损伤等均可应用小剂量紫外线以促其再生。作用机制如下。①加强血液供给,有利于营养物质进入;②小剂量紫外线加速核酸合成和细胞分裂。

4)促进维生素 D 的形成:预防和治疗佝偻病和骨软骨病机体组织缺钙,缺钙时小儿患佝偻病,在成人,尤其是孕妇,则患骨软骨病,还易患骨折、骨髓炎及龋齿等。采用全身无红斑量紫外线照射,可促进维生素 D 的生成,调节钙、磷代谢,预防和治疗由紫外线缺乏带来的疾病。

5)促进皮下淤血的吸收。

6)脱敏作用。

7)加强药物的作用:如对风湿性关节炎,用红斑量紫外线照射局部可提高水杨酸钠的疗效。

(2)其他作用:①抗佝偻作用;②促进组织再生,小剂量紫外线照射可促进组织细胞再生；③杀菌作用，254～257 nm 杀菌作用最强；④脱敏作用；⑤加强免疫功能，机体长期缺乏紫外线照射，可致免疫功能低下，对各种病原微生物的抵抗力减弱，故易患各种传染病，如皮肤化脓性炎症、感冒、流感、肺结核、气管炎及肺炎等，通过紫外线无红斑量照射使皮肤的杀菌力增强，加强巨噬细胞系统的功能，提高巨噬细胞活性以及使体液免疫成分含量增多、活性增强来提高机体的特异和非特异性免疫功能。

3. 治疗技术

（1）紫外线光源

1）汞紫外线灯：①高压汞灯辐射光谱为 248～577 nm，紫外线光谱主峰在 365 nm。②低压汞灯又称冷光紫外线灯，紫外线光谱以短波为主，254 nm 在 80% 以上。

2）荧光灯：低压汞灯的灯管内壁涂有荧光物质，该荧光物质受 254 nm 紫外线激发辐射出较长波长的紫外线。其波长取决于管壁的荧光物质。

（2）紫外线剂量测定

1）物理剂量测定法：紫外线强度计测量。

2）生物剂量测定法：生物剂量测定器。

（3）紫外线照射方法

1）全身照射：四野照射，要求先测定生物剂量。照射剂量一般采用亚红斑量，以后增加剂量视患者反应或治疗要求而定。

2）局部照射：多采用红斑量照射，一般采用平均生物剂量。

3）体腔照射：体腔照射多借助石英导子进行，石英具有很强的透过紫外线的能力，其纯度愈高，透过紫外线能力愈好。根据治疗部位要求，可制成不同形态和大小的石英导子。

照射后的红斑反应程度一般分为 4 级。Ⅰ级红斑（弱红斑量）：相当于 1～2 个生物剂量。照射后 6～8 h 出现较强的红斑，有较明显的痒感，24 h 后消退，不留痕迹。Ⅱ级红斑（中等红斑量）：相当于 3～5 个生物剂量。照射后 4～6 h 出现红斑，有较明显的瘙痒，约在 2～3 d 内消退，皮肤有轻度脱屑及色素沉着。Ⅲ级红斑（强红斑量）：相当于 6～8 个生物剂量。红斑明显，可有小水疱出现，灼痛明显，红斑 3～5 d 消退，有明显脱皮，留有明显的色素沉着。Ⅳ级红斑（超红斑量）：相当于 9～10 个生物剂量。红斑明显，伴有小出血点和水疱形成，红斑 1 周后消退，有大片脱皮，留有明显的色素沉着。多用于感染性炎症及创口照射。

红斑量照射时，要求在前次照射的红斑消退后，再开始下次照射。

红斑量照射后，由于皮肤增厚、色素沉着，对紫外线敏感性降低，重复照射剂量要相应增加，一般要增加 30%～50%。同一部位照射一般不超过 3～5 次。

4. 紫外线照射剂量及应用　红斑量照射面积，Ⅰ、Ⅱ级红斑量照射，一般成人每次不超过 800 cm^2，Ⅲ级红斑量不超过 250 cm^2，Ⅳ级红斑量不超过 30 cm^2。局部照射要考虑到机体不同部位对紫外线的敏感性的差异。

人体不同部位敏感性的比较（以腹部敏感性为 1）见表 4-3。

表4-3 人体不同部位敏感性的比较

部位	敏感性
胸腹部、背部	1
颈部	1.2
臀部	1.8
大腿内侧	1.5
大腿外侧	2
小腿内侧	4
小腿外侧	6
手背部	8
足背部	12
面部	1.2
头皮	2.5

(1)常规照射:暴露照射部位,除去皮肤上附着物,非照射部位用白布盖好,照射野要固定。

(2)多孔照射:主要用于躯干部位。

(3)中心重叠照射:病灶的中心用大剂量照射,周围用较小剂量。多用于化脓性炎症、创口感染等。

(4)穴位照射。

5. 紫外线临床应用

(1)适应证:主要用于预防、保健。①长期接受日光不足,可进行全身紫外线照射;②提高机体抵抗能力;③预防佝偻病;④白喉杆菌、乙型溶血性链球菌带菌者,可用体腔紫外线照射咽部。

(2)禁忌证:活动性肺结核、动脉高度硬化、甲亢、系统性红斑狼疮、严重肝、肾功能不全,紫外线过敏者及癌症患者局部禁用。

(三)激光疗法(图4-11)

激光是受辐射光放大产生的光,旧称莱塞。

1. 激光的特点

(1)亮度高:光源在单位面积上向某一方向的单位立体角内发射的功率,称为光源在该方向上的亮度,用B表示。

(2)方向性好:激光的散射角非常小,几乎是平行准直的光束,在其传播过程中有高度的定向性。

(3)单色性好:一般理疗光源的光线不纯,谱线范围是连续的或带状的光谱。激光是同波长的单色光,光谱高度集中时,其纯度甚至接近单一波长的光线。

(4)相干性好。

2. 生物学效应

(1)生物学效应基础

1)热作用:激光本质是电磁波,若其传播的频率与组织分子等的振动频率相当或相近,就将增强其振动,这种分子振动产生热的机制,也叫热振动。热效应主要由可见光区和红外光区的激光引起。因为组织内含水量最大,故组织对红外线的吸收光谱应和水的吸收光谱相似,吸收率最高在 2.82 μm 和 6.30 μm 处。分子热运动的波长主要表现在红外线波段及其附近,因此二氧化碳激光器输出的红外激光对组织的热作用甚强烈。激光照射组织时,生物组织分子吸收激光能量后加剧了振动、转动,受激分子与周围分子的碰撞加剧,很可能触发某些吸热的化学反应,即热化反应。

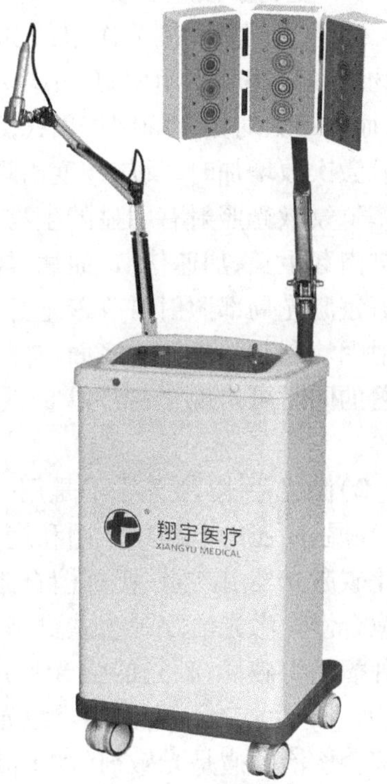

图 4-11　激光疗法

热致温热 37～39 ℃、热致红斑 43～45 ℃、热致水疱 47～48 ℃、热致凝固 55～60 ℃、热致沸腾 100 ℃、热致碳化 300～400 ℃、热致燃烧 500 ℃以上、热致气化 5 000 ℃以上。

激光对组织热作用的特点:①组织升温随激光能量的上升而上升;②红外激光的生热效应高;③生物组织对光的吸收率高者生热多;④生物组织的比热和热容量(即含水量)小者生热快;⑤生物组织的血流量和热导率高者生热慢;⑥生物组织对温升的耐受性和激光照射时间关系密切。

2)压强作用:当一束光辐射某一物体时,可产生辐射压力。激光产生的压强作用有 2 种:一次压强,激光本身的辐射压力所形成的压强;二次压强,由强激光作用于生物组织,除光压作用外,还有气流反冲击、内部气化压、热膨胀、超生压等诸多因素可以造成。

3)光化作用:组织吸收激光光子后产生光化学反应、光电效应、电子跃迁,继发其他波长的辐射(如荧光)热能、自由基、细胞超微发光(生物化学发光,是自由基重新组合时释放出来的)、组织分解等。

4)电磁作用:一般强度的激光作用下,电磁场效应不明显,当激光强度极大时,出现明显电磁场效应。电磁场效应可引起或改变生物组织分子及原子的量子化运动,引起生物组织发生一系列改变。

5)生物刺激作用:低强度的激光照射可以影响机体免疫功能,起双向调节作用,可以加强白细胞的吞噬作用。适当剂量可以抑制细菌生长,促进红细胞合成,加强肠绒毛运动,促进毛发生长,加速伤口和溃疡的愈合,促进骨折的骨痂生长,加速愈合,对神经组织损伤能加速修复作用,增强肾上腺功能,增强蛋白质的活性等。

上述 5 种作用中,压强作用、电磁作用主要是由大中功率激光引起,光化作用、生物刺激作用由小功率激光引起,热作用则各种功率均有。

(2)生物学效应表现

1)生物刺激和调节作用:大功率激光主要表现为热作用和破坏作用,小功率激光的生物刺激和调节作用明显,小功率氦氖激光定量规律如下。①激光能量小时起刺激作用,而能量大时则起抑制作用;②刺激作用有累积效应;③刺激作用呈抛物线特征,表现为刺激次数增加时,反应强度出现一峰值,再次增加刺激次数时,作用强度明显下降。小功率氦氖激光照射有明显的生物刺激和调节作用,有消炎、镇痛、脱敏、止痒、收敛、消肿、促进肉芽生长,加速伤口、溃疡、烧伤愈合等作用。主要基础是它的生物化学反应。小功率氦氖激光局部照射可改善全身状况,调节一些系统和器官的功能。用小功率氦氖激光照射咽峡黏膜和皮肤溃疡面、神经节段部位、交感神经节、穴位等不同部位,在局部症状改善的同时可出现全身症状的改善,如精神好转、全身乏力减轻、红细胞沉降率恢复正常等。

2)激光手术:激光手术是用一束细而准直的大能量激光束,经聚焦后,利用焦点的高能、高温、高压的电磁场作用和烧灼作用,对病谱组织进行切割、黏合、气化。常用的是二氧化碳激光器、掺钕钇铝石榴石激光器和氩激光器,激光手术特点是出血少、感染轻、伤口愈合慢。激光治疗肿瘤主要基于其生物物理学方面的特殊作用,即激光的高热作用,使肿瘤组织破坏;激光的强光作用,可使肿瘤表面组织挥发,使肿瘤组织肿胀、撕裂、萎缩,亦可产生二次压力作用。激光治癌可能与其对免疫功能的影响有关。激光与光敏药物综合诊治肿瘤是光敏剂(如 HpD)在肿瘤组织有较高浓度及光敏作用达到破坏肿瘤的目的。

3. 防护

(1)激光器必须合理放置,避免激光束射向人员行走频繁的区域,在激光辐射的方向上应安置必要的遮光板或屏风。

(2)操作人员须穿白色工作服、戴白色工作帽,操作人员与接受面部治疗的患者均需戴防护眼镜。

(3)无关人员不准进入激光室,更不得直视激光束。

(4)操作人员应定期进行健康检查,特别是眼底视网膜检查。

(5)室内墙壁勿涂白色漆,根据激光受其补色物体吸引最大,宜选用其补色,从理论上讲黑色最好。

(6)门窗玻璃应用黑色布遮蔽,或涂色,或换有色玻璃。

(7)装备通风设备,以防止污染的空气对人员的伤害。

(8)室内光应明亮,因为暗光下瞳孔散大,受激光照射时进入眼内光能增多。另外由于眼球的高倍聚光作用,对眼的损伤加重。

4. 临床应用

(1)高强度激光疗法:作用于生物组织后造成不可逆的损伤的激光称为高强度激光。一般用于凝固术、气化术、切割术。

(2)低强度激光疗法

1)对神经系统的影响:小功率激光对中枢神经、神经节、末梢神经系统均有刺激作用,对三叉神经痛、面神经麻痹、周围神经损伤均有较好作用。

2)对血液和心血管系统的影响:小功率激光可引起周围血液和凝血系统的改变,基本规律是具有调节作用。如高血压者可以降压、降血脂等。

3)调节机体的免疫功能:小功率氦氖激光不能直接杀灭细菌,但可以加强机体细胞和体液免疫功能。激光控制炎症的主要机制是增强机体的防御能力,使免疫功能加强,交感-肾上腺系统能力加强。

4)加速溃疡和伤口的愈合:小功率氦氖激光加速细胞新生,促进肉芽和毛发生长。临床上对各种原因引起的皮肤创伤,包括顽固性溃疡都有较好作用。

5)加速骨折的愈合。

6)有明显的消炎、止痛作用。

7)促进皮瓣的成活。

8)对肝胆的影响。

9)对肺、脾、胃的功能影响。

10)调节内分泌功能:小功率的氦氖激光照射可影响内分泌腺的功能,如加强甲状腺、肾上腺的功能,因而可以调节体内代谢过程。

注意:①小剂量激光有积累效应,照射的前2次往往不出效果,而在照射3~4次后出现疗效,因此需一定量的累积过程;②小功率激光多次照射的生物学作用和治疗具有抛物线特性,即在照射剂量不变的条件下,机体的反应从第3~4天起逐渐增强,至第10~17天达最大的限度,以后作用效果逐渐减弱,若继续照射,到一定次数后可出现抑制作用。所以小功率激光照射同一部位在一般情况下不宜超过12~15次,如需第2疗程治疗,则疗程之间应有2周左右的间隔。

(四)低强度激光疗法

低强度激光又叫低功率,低能量或弱激光。一般认为低强度激光所引起的组织温度升高很少,不超过0.5 ℃,输出功率密度1 J/cm^2,输出功率小于50 mW。

1.治疗作用

(1)对神经系统的影响:经皮照射可影响脑组织的氧化还原酶的活性与ATP的含量。低强度激光照射后组织中的肾上腺素类的物质增加,胆碱酯酶活性增加。周围神经损伤后,可以促进神经再生。在临床上用于治疗面神经麻痹、三叉神经痛等疾病有良好效果。

(2)对血液和心血管系统的影响:低强度激光可使血液中的粒细胞,DNA、RNA显著升高,过氧化脂质(LPO)明显降低,全血黏度下降,可使心脏的射血功能改善。对慢性缺血性血管病,采用锁骨下静脉内及腰交感神经节照射,可明显改善下肢血液循环。

(3)调节机体的免疫功能:照射胸腺区可以增加细胞的免疫功能;照射脾区可以促进B细胞的分化从而加强机体的体液免疫功能,照射腹部可以使腹腔区巨噬细胞吞噬活性加强;激光照射穴位提高血清中IgG、IgM的含量。

(4)加速溃疡和伤口的愈合,促进新生上皮覆盖。

(5)加速骨折的愈合:激光照射可刺激骨痂部位血管新生,加速骨的形成,对骨折的修复起有利的影响。

(6)有明显的消炎、止痛作用:适当功率密度的激光有抑菌作用。在急性炎症早、中期,低强度激光可使局部组织的五羟色胺含量减少,起到镇痛效果。电生理研究表明,激光照射后,组织感受器细胞膜上大分子受激,膜通透性改变,导致生物电改变,造成中枢神经抑制而达到镇痛作用。

(7)促进皮瓣成活:激光照射结合免疫抑制剂,可以延长异体皮肤移植存活时间,使坏死皮瓣成活。

(8)对肝、胆的影响:低强度激光对肝脏体表照射后,肝线粒体酶的活性显著增加,松弛 Oddi 括约肌,对胆汁的 pH 值、电导率、黏滞性均有良好影响。

(9)对肺、脾、胃的功能影响:领区、耳部、手部有关穴位的低强度激光照射可改善慢性阻塞性肺疾病的通气量;低强度激光局部照射可以促进脾的造血功能;低强度激光局部照射可使胃和十二指肠溃疡修复。

(10)调节内分泌系统功能:低强度激光可以调节肾上腺、甲状腺、前列腺的功能,对卵巢功能也有刺激作用,临床上常用于治疗内分泌紊乱疾病。激光照射乳头、乳晕处可以促进乳汁分泌,照射天突、人迎穴使高碘性甲状腺肿得以恢复。

3. 临床应用

(1)皮肤科疾病:皮肤溃疡、带状疱疹、酒渣鼻、红斑、荨麻疹、斑秃、细菌感染性皮肤病(如疖、痈、蜂窝织炎、毛囊炎和丹毒等)、湿疹、神经性皮炎、白癜风、肥厚性瘢痕、银屑病等。

(2)外科疾病:颈椎病、腰椎间盘突出症、肩关节周围炎、急慢性软组织损伤,急性乳腺炎、乳腺囊性增生症、肛门皲裂、血栓外痔、肋软骨炎、跟骨刺、骨折、慢性前列腺炎等。

(3)内科、小儿科疾病:支气管哮喘、高血压病、关节炎、小儿遗尿症等。

(4)妇产科疾病:外阴白色病变、外阴瘙痒症、贝赫切特综合征、宫颈糜烂、慢性盆腔炎、痛经等。

(5)神经科疾病:脑外伤后综合征、臂丛及其周围神经损伤、神经衰弱、血管性头疼、面神经麻痹、神经痛等。

(6)口腔科疾病:牙周膜炎、牙龈炎、冠周炎、复发性口腔溃疡、扁平苔藓、腺性唇炎、颞下颌关节炎、腮腺炎、干槽症等。

(7)耳鼻喉科疾病:外耳道炎、耳郭软骨膜炎、中耳炎、梅尼埃综合征、过敏性鼻炎、扁桃体炎、咽炎、慢性喉炎等。

(8)眼科疾病:睑缘炎、睑腺炎、睑板腺囊肿感染、假性近视。

第三节 磁 疗

一、磁疗概述

磁疗法是一种利用磁场作用于人体穴位或患处,以达到治疗目的的方法。磁场有许多特性,其中之一就是吸引人体内的所有含铁体液。因此对于所有炎症、感染和溃疡以及肠道、子宫等疾病的治疗非常有益。

(一)基本概念

1. 磁性与磁化 能将周围的铁屑吸附其上的性质叫磁性。静止的金属铁屑经过磁场作用产生了磁性,称为磁化。

2. 磁体与非磁体　能吸引铁、镍、钴和其他某些合金的物体称磁体。不能吸引铁、镍、钴和其他某些合金的物体称为非磁体。磁性材料在去掉磁场后仍长期保持磁性者为永磁体。

3. 磁场与磁极　磁铁对于与它接触或间隔一定距离的磁性物质表现出相吸或相斥的作用,这种磁体作用所及的范围称为磁场。磁体中磁性最强的部分称为磁极,其中一极为南极(S 极),另一极为北极(N 极)。

4. 磁感应强度　穿过单位面积的磁通量为磁感应强度,其计量单位为特斯拉(T)(旧用高斯 Gs,$1\ T=10^4\ Gs$),毫特斯拉($1\ T=10^3\ mT$)。

5. 磁力线　描述磁场分布情况的曲线称为磁力线。曲线上各点的切线方向与该点的磁场方向一致。曲线疏密程度反映磁场强度。磁体周围的磁力线方向,规定从 N 极出来,通过空间进入 S 极。在磁体内从 S 极回到 N 极形成一个闭合曲线。磁力线也是同性相斥、异性相吸。

6. 磁阻与磁导　磁力线从 N 极到 S 极的途径称为磁路,在磁路中阻止磁力线通过的力量称为磁阻,而导磁的力量称为磁导。磁性大小用物质的磁导率(不同物质被磁化的程度)大小(μ)来表示,真空时 $\mu=1$。所有物质根据磁导率分成三大类:①顺磁质,磁导率略大于真空,即 $\mu>1$,如空气、锂、镁、铝、铂、氧、硬橡胶等;②反磁质,磁导率略小于真空,即 $\mu<1$,如水、玻璃、水银、铍、铋、锑等;③铁磁质,磁导率很大,即 $\mu>1$,在外加磁场作用下极易被磁化,是良好的磁性材料,如铁、镍、钴、磁性合金等,属恒磁质。

人体组织多属反磁质,也有少数顺磁质如自由基等,人体的磁导率近于 1,$\mu\approx1$。

7. 充磁与退磁　磁体使用一段时间后,强度会减弱,需要重新使它磁化,叫充磁。使已具有磁性的物体失去磁性的过程,叫退磁。

(二) 医用永磁材料与磁场分类

1. 医用永磁材料　要求有以下 3 方面特性。①剩余磁感应强度大:永磁材料完全被磁化,除去外加磁场后,其磁感应强度降到一定点后即不再继续自行下降,此余下的磁感应强度称为剩余磁感应强度;②矫顽力大:对永磁材料施以反方向磁场时,永磁材料的剩余磁感应强度继续减退,当剩余磁感应强度减到零时,所需的外加磁场强度,称为该种永磁材料的矫顽力,也就是说,矫顽力大表明抗退磁能力强;③最大磁能积:在退磁曲线上,某一处的磁感应强度与磁场强度的最大乘积叫最大磁能积,用 max 表示,其单位是高斯、奥斯特等。

2. 磁场分类　包括以下几种。①恒定磁场:磁场的大小和方向不随时间变化而变化的磁场叫恒定磁场,即静磁场,如磁片和电磁铁通以直流电产生的磁场;②交变磁场:磁场的大小和方向随时间变化而变化的磁场叫交变磁场,如工频磁疗机和异极旋转磁疗器产生的磁场;③脉冲磁场:磁场强度不但随时间变化,而且突然发生、突然消失,2 个脉冲之间有间隙,如各种脉冲磁疗机产生的磁场;④脉动磁场:磁场强度随时间变化而变化,但方向不变的磁场叫脉动磁场,如同极旋转磁疗机、电磁铁通以脉动直流电和磁按摩器产生的磁场。交变磁场、脉冲磁场和脉动磁场都属动磁场。

(三) 物理性质

电与磁之间有着不可分的关系。直流电产生右手定则方向的磁场,其大小与电流成正比，与距离成反比。当绕圈时则与半径成反比，反之亦同。传导物质经磁场也能产生电流。一般磁场以赫兹（Hz）表示每平方米安培的数量，常用它表示为流量强度，高斯（Gs）或特斯拉（T）。

产生间歇性磁场的基本医疗仪器设计包括能量供给、能量储存、开关、刺激器线圈。当间歇或交变电流通过传导阻滞时产生感应，在相关组织产生去极化的反应。其中组织中的电流方向与外来电流方向相反，感应电圈周边可得到最大电流，所感应的电流与感应电圈有关。磁场深度不受组织所阻挡，且磁场刺激为无痛并且可深入组织深层，同时刺激源无须与受体直接接触。磁场刺激应注意必须以间歇脉冲形式产生，若为静态则无法产生神经组织的去极化反应。感应电流随着磁场变化速率而异。

磁力是经由电荷活动和经由电流产生磁场。磁场对于组织所产生的反应尚未明确。但已经发现磁场可以穿透不同的组织，同时组织内含有大量活动电荷，如血液、淋巴液、细胞活动以及神经脉冲等，均可与磁场相互作用。磁铁所产生的尚未能解释的力量具有愈合性质。磁场治疗是一种非入侵式治疗，根据磁极产生不同的影响，如 S 极为正向磁能，对细胞具有加强作用；而 N 极则反向作用产生负能量，对细胞形成镇静效果。

（四）生理作用

体内磁性经由血液中的血红蛋白的铁元素产生分子极性，而在磁场中呈现极性排列的现象。因此正常组织中则显现规则排列，而不正常组织或病理变化者出现不规则排列。目前有关磁场治疗的直接验证实验有限，常见的推论为磁力可能改变受伤组织的极性进而有助于愈合过程的进行。其作用来自于磁场穿透细胞的能力，产生对细胞内离子、胶原系统的影响。

1. 对心血管系统的影响　动物实验表明，磁场对正常心脏无明显影响，有改善心脏功能的作用，不同极性的旋转磁场具有调整心率的作用，尤以 NS 极的效果好。磁场可使乙酰胆碱降低心率的作用减轻，亦可对抗注射阿托品后心率加快的作用。磁场对血管功能有双向调整作用，能够调整血管舒缩功能，进而改善血液循环。磁场有降低全血黏稠度的作用，但对血液的其他成分影响不大。

2. 对代谢的影响　磁场可使尿中 K^+、Na^+ 含量增多，磁场还可促进血中脂类物质的代谢，使血脂降低。在一定的磁场作用下，可以增强胃肠生物电活动，加快胃肠蠕动，促进肠道吸收。磁场可激活多种酶的活性，如激活胆碱酯酶、乳酸脱氢酶的总活性及其同工酶、羧基歧化酶、谷氨酸脱氢酶、过氧化物酶和胰蛋白酶的活性。还可加速天冬酰胺酶催化的反应，抑制组氨酶催化的反应。

3. 对免疫-内分泌系统影响　磁场能提高正常机体细胞免疫与非特异性免疫功能的生物学效应，能显著提高 E 花环形成率、白细胞吞噬率和提高总补体（CH50）水平。磁场可激活下丘脑-垂体-肾上腺系统，使其分泌物的合成与释放增加，使皮质醇含量增高。

（五）治疗作用

1. 消炎、消肿作用　磁场的消炎、消肿作用主要是抗渗出以及轻度抑制炎症发展过程。其作用机制为：①促进血液循环，磁场使血液循环加强，组织通透性增强，使炎症产物及时排出，水肿减轻，组织酸中毒改善；②提高酶的活性，一些酶（组氨酶、缓激肽酶、乙酰胆碱酯酶等）的活性提高，降低致炎物质浓度，改善病理过程，提高机体的非特异性免疫能力等,从而起到消散炎症的作用。

2. 止痛作用 磁场能改善血液循环和组织营养,因而可纠正缺血、缺氧、水肿及致痛物质聚集等导致的疼痛。磁场能提高致痛物质水解酶的活性,使缓激肽、组胺、5-羟色胺等致痛物质水解或转化,达到止痛目的。磁场作用于穴位起疏通经络、调和气血的作用,从而达到止痛的效果。

3. 镇静作用 磁场对神经中枢的作用主要为增强抑制过程,改善睡眠状态,延长睡眠时间。实验表明磁场对单个中枢神经元放电也有抑制作用。在临床治疗中常见患者有嗜睡反应,因此可以治疗失眠患者。

4. 降血压作用 磁场可加强大脑皮质的抑制功能,调整中枢神经系统,调节血管舒缩功能,磁疗还可扩血管,降低外周循环阻力,从而降低血压。

5. 对良性肿瘤的作用 磁疗可使一些良性肿瘤缩小或消失,其作用机制如下。①异名磁极相吸产生的压力作用,使肿物缩小或消失;②磁场可减少渗出,消炎消肿,使肿物缩小或消失;③磁场还可使肿瘤内的血管形成血栓,引起肿瘤血供中断,使肿瘤缩小或消失。

6. 促进创面愈合作用 磁场能促进创面愈合,其机制如下。在磁场的作用下,血管扩张、血流加快,血液循环改善,为创面提供更多的血液,提供了更多的营养物质和氧,有利于加速创面愈合。

7. 软化斑痕作用 磁场具有防止瘢痕形成和软化瘢痕的作用,其作用机制如下。①在磁场作用下,血液循环改善,渗出物吸收和消散加速,为减少瘢痕形成创造了条件;②磁场作用下成纤维细胞内水分和盐类物质增加,分泌功能障碍,破纤维细胞内溶酶体增加,促进细胞吞噬作用,阻止了瘢痕形成。

8. 促进骨折愈合作用 磁场促进骨折愈合的机制如下。①磁场可改善骨折部位的血液循环,改善局部营养和氧供,有利于骨组织细胞的新生,从而有利于骨折的愈合;②磁场产生的微电流对软骨细胞有直接促进生长的作用,加速骨折愈合。

9. 止泻作用 磁场的止泻作用明显,其机制可能与酶的作用有关。在磁场的作用下,ATP 酶活性增强,可使小肠的吸收功能加强;胆碱酯酶活性增强,使肠道分泌减少、蠕动变慢,有利于水分和其他营养物质在肠黏膜的吸收;磁场还有抗渗出的作用,有利于止泻。磁场的抗炎作用对炎症腹泻有很好的治疗作用。

二、临床操作技术

(一)静磁场疗法

将磁片直接贴敷在患病部位或穴位,以胶布固定。贴敷患病部位时选用患区或其临近穴位,或是用远隔部位的穴位。为了防止压伤或刺激皮肤(尤其当磁片贴敷时间比较久,由于汗液的浸渍使磁片生锈时),可在磁片与皮肤之间垫 1 层纱布或薄纸,贴敷穴位时,一般多用直径 1 cm 左右的磁片;贴敷患区时,根据患区的范围大小,选用面积不同的磁片。

1. 直接贴敷法 指将磁片或磁珠直接贴敷于腧穴或阿是穴(痛点或病灶区)等进行穴位刺激的一种方法,是临床穴位磁疗法中最常用和最基本的一种方法。其操作方法为先以75%的乙醇清洗消毒所选穴区，待干燥后置上磁片或磁珠，上盖一大于其表面积的胶布予以固定。贴敷较大型号的磁片时，为了避免压伤或擦破表皮，可在磁片与皮肤间夹1层纱布或薄纸。具体贴敷法有以下几种。

(1)并置贴敷在相邻的1个穴位或痛点贴敷2块磁片，极性配列有同名极与异名极。

(2)对置贴敷在患区两侧相对应的穴位或部位上贴敷磁片时，用异名极使2个磁片的磁力线相互联系形成一个贯通磁场，则治疗部位处在磁场作用之中，如腕部的内关与外关、肘关节的曲池与少海以及在手足等处2个相对应的部位。但在组织很厚的部位，如胸背之间、腹腰之间对置贴敷则不会形成贯通磁场，因为磁力线通过厚组织时，不断衰减至零。

2. 间接贴敷法　间接贴敷法是将磁片缝在固定的布料里，根据此片的多少、各穴位之间的距离缝制固定器，以便使磁场能准确地作用于治疗部位。磁片四周用锋线固定，以免磁片滑动。

常用的间接贴敷法：①磁腰带，腰带上并排有5个小布袋，根据病情需要装入磁片2~5枚，适用于腰椎退行性病变、风湿病、脊柱病等疾病的辅助治疗；②磁护膝，适用于风湿性关节炎、膝关节退行性病变等疾病的辅助治疗。

3. 耳穴贴敷法　耳磁法是在耳郭穴位上贴敷磁珠的磁疗法。磁场强度一般为0.02~0.05 T或0.1 T以上，磁珠的直径一般为3~8 mm。每次贴敷的穴位2~4个，不宜过多，以免磁场互相干扰。耳磁法的选穴原则与耳针疗法相同。此法可用于治疗神经衰弱、高血压病、痒疹、荨麻疹和神经性皮炎。

4. 磁电法　较方便，常用的是将1 500 Gs以上的磁片2片，固定于所选穴位上为电极片，再将电针仪的输出导线与磁片相连，通以脉冲电流。电流强度由小逐渐增大，引起以患者可耐受为度的轻度刺痛感。波形可用连续波和疏密波。

上述各方法，直接贴敷法可每周换贴2次，间接贴敷法可长期佩戴。磁电法每次治疗20~30 min，每日或隔日治疗1次。耳穴贴磁法一般3~4 d换贴1次。

(二)动磁场疗法

动磁场疗法不是将磁片贴敷在患者体表，而是将高磁场强度的磁体安置在一个动力机械上，使磁片随之转动而产生脉动磁场或交变磁场。另一种形式是铁芯线圈，通以交流电或直流电而产生交变磁场或脉动磁场。

1. 旋转法　将旋转磁疗机的机头直接对准患区或穴位，穴位选取与贴敷法相同。机头前面有保护罩时，可以将机头直接接触皮肤；如无保护罩时，机头与皮肤应有一定的距离，以免磁片转动时擦伤皮肤。为了使磁片转动后有较强的磁场作用，其距离应尽量缩短，以不触及皮肤为限。组织不太厚的部位，如腕、肘、踝关节及手、足等，也可以像贴敷法那样，采用双机头对置法，将治疗部位置于2个机头之间，2个机头的极性分别为S极与N极，使磁场穿透治疗部位。

具体操作程序如下：根据病情，患者坐位或卧位并显露治疗部位。将机头置于治疗部位，固定好支臂架。打开电源开关，电源指示灯指示，再开电机开关，电机指示灯指示。徐徐转动电位器旋钮，将电压调至所需电压强度。治疗过程中要询问患者情况及注意机器响声是否正常，如机器响声异常时，应及时处理。一般每个部位或穴位治疗时间5~

15 min，每次治疗时间不超过半小时，个别穴位如百会穴每次治疗不超过 10 min。治疗结束，缓慢向逆时针方向转动电位器，将电压降到“0”位。再关电机开关和电源开关，移动机头。磁场强度根据治疗部位及患者一般情况而定，四肢及躯干的远心端宜用较高磁场强度，胸背部及上腹部宜用较低磁场强度，老人、小孩及体弱患者宜用较低磁场强度。

2. 电磁法（图 4–12）

（1）低频交变磁疗法：根据治疗部位外形，选用合适的低频交变磁场磁头，使磁头的开放面与治疗部分的皮肤密切接触，使磁力线能更多地通过患区组。如果磁头与皮肤之间有空隙，将会增加磁场的衰减而影响治疗效果。由于磁头面积较大，原则上采取病变局部治疗，适当照顾经穴。

具体操作程序如下：患者取舒适体位暴露治疗部位。根据患者患部大小，选用相应的磁头。检查机器面板开关旋钮是否在关的位置。将磁头输出导线插入治疗机的插口。根据治疗的需要，将开关旋钮指向“弱”、“中”或“强”，电源被接通，电流通过输出导线进入磁头线圈产生磁场。在治疗过程中，患者或可有震动感及温热感。每次治疗时间 20 ~ 30 min，每天治疗 1 次。治疗结束，把开关旋钮旋至关的位置，将磁头取下。

（2）脉动磁疗法：检查磁疗机运行是否正常，及患者有无磁疗禁忌证，将机头置于治疗部位（图 4–13）。

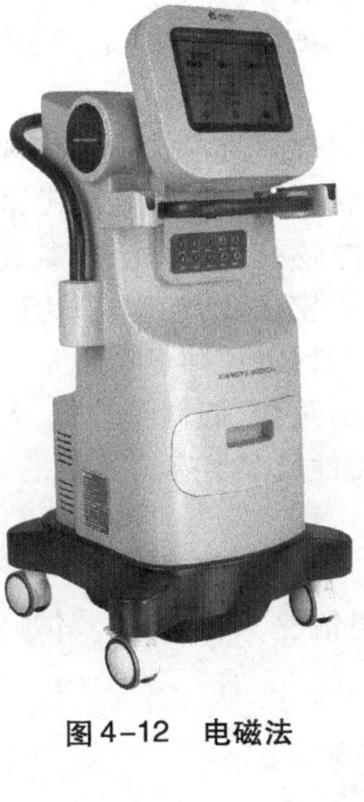

图 4–12　电磁法

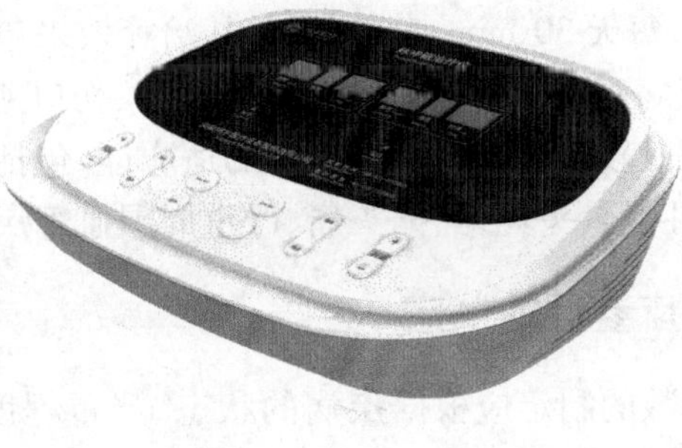

图 4–13　脉动磁疗法

具体的操作程序如下：患者躺卧床上，将治疗部位置于两磁头之间，使磁力线垂直通过治疗部位。调节上磁头的高度，使上磁头降到距皮肤最近距离或接触皮肤（另一类型机器的磁头铁芯延长，其铁芯端已无温热感，故可接触皮肤）。检查机器面板开关应在关的位置，电流表指针应在“0”位。打开电源开关，接通电流，指示灯指示。根据病情需要，转动电流调节钮，增加电流强度，使患者受到一定强度的磁场作用。治疗结束后，将电流强度调回到“0”位，然后把开关旋钮调到关的位置，升高上磁头的高度，移开磁头。每次治疗时间 20～30 min 或 1 h，每天治疗 1 次。

（3）脉冲磁疗法：脉冲频率为 40～100 次/min，磁场强度为 0.15～0.8 T。应用脉冲磁场治疗，称为脉冲磁疗法。

具体操作程序如下：首先把机壳后面的地线接在焊片上，然后将两个磁头上的 4 根导线接在 4 个接线柱上，红的接线勾应接在红色接线柱上，黑的接线勾应接在黑色接线柱上。遵照医嘱，将磁头放在治疗部位。检查治疗机面板各旋钮是否均在规定位置上。旋转波段开关，指示灯亮，经过 1 min 后，显示管亮，然后调到治疗所需要波段。调节磁场强度旋钮到所需强度。波动脉冲频率调到治疗所需的频率。将时间控制旋钮调到所需治疗时间的位置。按下定时按钮，经数秒后放开，磁头便可产生所需的磁场。每次治疗时间 20～30 min，每天治疗 1 次。治疗结束时，按治疗的相反顺序关闭机器，旋回各钮，取下磁头。

（三）热磁场疗法

热磁场疗法又叫合并疗法，是利用水、红外线偏振光等磁处理或者合并使用治理疾病的方法，一般应以永磁铁氧体制成。

三、临床应用

1. 适应证　磁疗法适用于风湿性疾病、运动损伤、骨折愈合迟缓、头疼、偏头痛、高血压、冠心病、代谢性疾病、神经系统疾病、支气管炎、外伤急性期等。

2. 禁忌证　禁忌证包括出血现象、电子植入器如心脏起搏器等、怀孕后期、体质极度衰弱、病毒感染、幼年型代谢障碍、肠道出血等。

3. 临床应用范围　包括急性肿胀如足踝扭伤、偏头痛、疼痛（在临床试验发现减轻疼痛的机制为提高组织的氧分压，进而增加局部微血管分布与血流速度减缓代谢物的堆积）、关节炎、强直性脊柱炎的骨折愈合、肩手综合征（报告显示有效的治疗参数为强度 50～100 Gs，每天 30 min，持续 50 d，其治疗效果包括改善骨密度，活动度，肌力以及疼痛缓解）、脊椎疼痛症候群、退化性疾病、撞伤、伤口愈合、长骨骨折、视神经疾病等。

4. 家庭卫教　磁疗可居家使用的适应证，包括骨折愈合迟缓、假性关节炎、人工关节松弛、原发性股骨头坏死、偏头痛、严重周围血管疾病、急慢性风湿类疾病等。

四、治疗参数的制定

治疗参数的制定应根据疾病的状态、严重程度与病患情况，如年龄等。年龄与治疗次数的关系见表 4-4。

表 4-4　年龄与治疗次数的关系

年龄	治疗次数
1～20	5
20～40	10
40～60	15
>60	20

使用参数包括治疗强度(单位为 T 或 Gs)、频率(单位 Hz)。不同部位计量不同,如头部计量为 30 Gs,而上身部位应小于 60 Gs。治疗效果持续约 6 ~ 8 h(表 4-5)。

表 4-5　使用参数

状态	急性期	慢性期
强度	30 Gs	60 Gs
频率	<6 Hz	25 ~ 50 Hz
治疗时间	<10 min	15 min/次
治疗间隔	5 ~ 10 d 每天数次	10 d 后隔天治疗(2 ~ 3 次/周)

五、治疗波形的选择

治疗波形包括:改良正弦波、半弦波、改良方波、半方波。

1. 改良正弦波　适用于头部疾病、内科系统疾病、循环系统疾病(图 4-14)。

2. 半弦波　适用于儿童骨科疾病、疲劳、神经系统疾病、身心官能障碍相关疾病(图 4-15)。

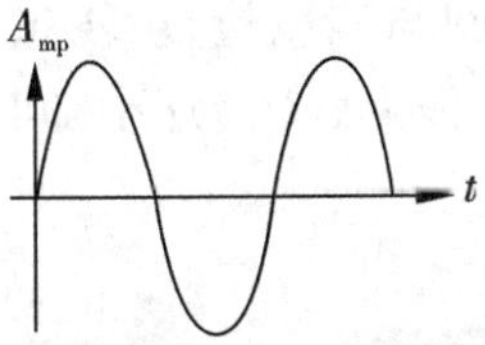

图 4-14　改良正弦波

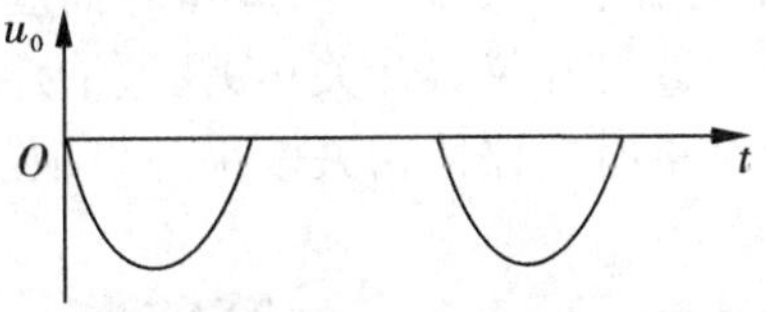

图 4-15　半弦波

3. 改良方波　适用于伤口愈合、烧伤、肌肉伤害、骨骼疾病(图 4-16)。

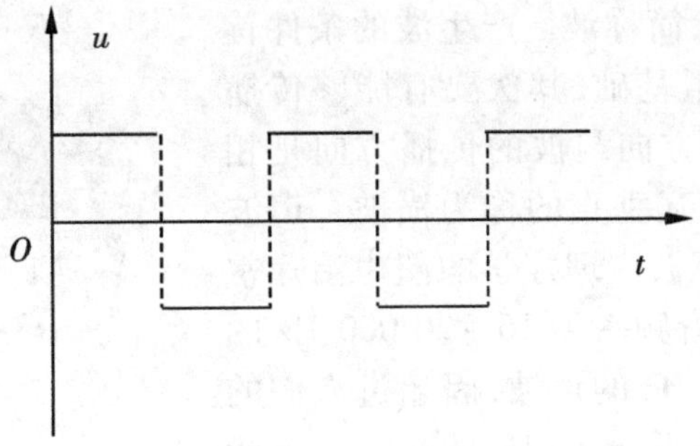

图 4-16　改良方波

4. 半方波　适用于慢性骨骼伤害、骨痂形成(图 4-17)。

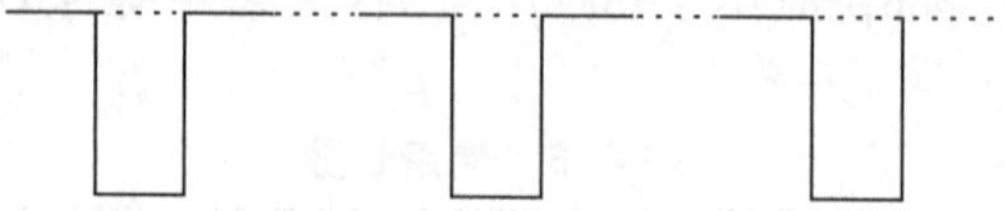

图 4-17　半方波

六、注意事项

1. 治疗时的感觉随着频率改变微调。

2. 直接贴敷法应注意检查皮肤。

3. 正确使用磁片。磁片不要撞击,不要加热。使用磁片前要消毒,不同磁场强度的磁片分类保管。皮肤溃破时停止贴敷。

4. 注意不良反应,治疗后血压波动、头晕等不良反应应停止治疗。

5. 白细胞较低的患者定期检查白细胞。

6. 不要带机械手表,避免损坏。

7. 接受放射治疗时,不应与磁疗同时接受治疗。

8. 一天之内 2 次治疗需隔 6 h。

9. 心脏起搏器者慎用。

操作时注意:①仪器归零;②检查插座;③病历查阅与病患检查;④患者取舒适、适当的治疗体位;⑤打开仪器开关;⑥调整治疗频率、时间、波形;⑦治疗中随时观察患者的反应;⑧治疗结束时应评估相关效果与事项。

第四节　超声波疗法

超声波疗法是应用频率在 20 kHz 以上的机械振动波即超声波作用于机体来治疗疾病的物理治疗方法(图 4-18)。

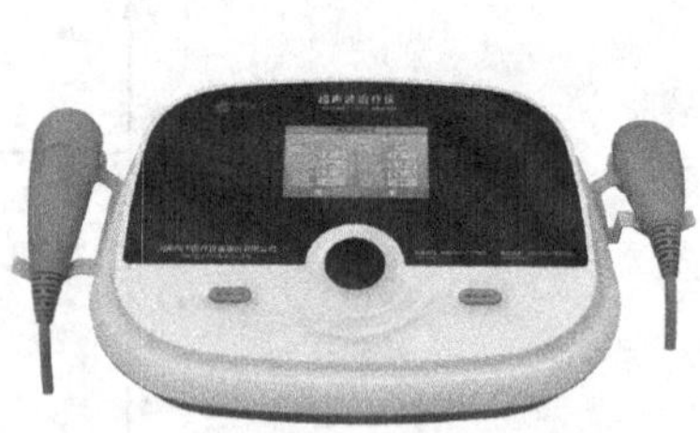

图 4-18　超声波疗法

振动的传播叫波动,简称波。产生波的条件首先有波源,即振动的产生基础,其次要有能够传播波动的介质。质点振动方向与波的传播方向是相互平行的,称为纵波;相互垂直的称为横波。声波是纵波,超声手术刀是纵波。理疗学的超声治疗常是横波。人能听到的声音频率为 16 ~ 20 000 Hz 的声波。频率高于 20 000 Hz 的声波,因超过人们的听阈故称为超声波;频率低于 16 Hz 的声波也不能引起人们有声音的感觉,则称为次声波。常用的超声波频率为 800 ~ 1 000 kHz,在气体和液体内部只能传播与容变有关的纵波,在固体中既能发生溶剂形变(容变)又能发生切向形变(切变)。因此在固体中既能传播与容变有关的纵波,又能传播与切变有关的横波。在人体软组织中传播的超声波是纵波。横波在人体内传播衰减太大,在超声治疗中不予使用,但有时在超声手术刀中要采用横波模式,使手术刀做横向运动。

一、超声波的物理学特性和作用机制生物学效应

超声波的能量比普通声波大,其能量被机体组织吸收,产生各种生物学效应。

(一)机械效应

超声波是机械波,机械效应是它的一个最基础作用。

1. 超声波的机械振动、压力变化,可以看成对细胞的物质及细胞结构的按摩作用,也称微细按摩或细胞按摩或内按摩。超声波的微细按摩作用可以增加细胞膜的通透性,弥散过程加速,影响细胞物质代谢过程,加速代谢产物的排出,改善细胞缺血缺氧状态,改善组织的营养,提高细胞组织的再生能力。

2. 超声波还可以引起细胞浆运动,改变细胞内结构,引起细胞活动能力的变化。

3. 机械作用可以使坚硬的阶梯组织延长变软,粘连组织松解,也可以促进组织再生,血管形成。所以超声波可修复伤口,软化瘢痕,松解粘连,增加渗透,促进组织代谢,改善血液循环。

(二)温热效应

超声波产热是一种组织内生热的过程,有重要治疗意义,因此超声波治疗曾被称为超声透热疗法。热效应可使组织局部血管扩张,血流加快,代谢旺盛,肌肉张力下降,疼痛减轻,结缔组织的延展性增加。

1. 超声波频率越高,越易被组织吸收,产热越多。

2. 超声波的强度越强或剂量越大,产热越多。

3. 两种不同组织的交界处产热较多。

4. 机体不同组织对超声波的吸收能力不同,神经组织吸收能力最强,产热最多。肌肉次之,脂肪更差。连续波比脉冲波产热多,固定法比移动法产热多,直接接触法比水下法产热多。

(三)理化效应

理化效应是由超声波的机械效应与温热效应而继发的。

1. 空化效应　是强超声波在液体中引起的一种特有的物理现象。在超声波作用下,液体介质中气泡可生长-闭合-破灭,这就是空化效应。在空化气泡闭合的瞬间产生的发光、放电、高温及冲击波等物理效应。超声雾化吸入疗法就是利用超声波的空化作用,将药液变成无状小颗粒,使液体均匀地分散在气相中,吸入时深达肺泡。

2. 弥散作用　超声波可提高生物膜的通透性,增加弥散作用。促进了物质交换使代谢加速,组织营养改善。由于细胞膜通透性增加,药物较容易进入细胞内,提高了细菌对药物的敏感性,上述作用有较重要意义。

3. 触变作用　超声波作用下,组织胶体液中分散质和分散剂重新分配,可以使组织的凝胶状态变成溶胶状态。因此超声波对一些与组织缺水有关的病理改变疾病,如类风湿性关节炎、肌肉肌腱韧带等退行性疾病有较好的治疗作用。

4. 聚合与解聚作用　聚合作用是将多个相同或相似的分子合成一个较大的分子的过程。解聚作用是大分子的化合物变成小分子的过程。由于这些作用可影响酶的活性,

故在治疗关节炎中发现超声波可使关节内水解酶和还原酶活性增加。

总之,常规剂量的超短波可加速组织的新陈代谢、改善组织营养、减轻炎症、镇痛、软化瘢痕、松解粘连、增加渗透,还可以改变组织的氢离子浓度,使组织的 pH 值向碱性方向转化,酶的活性增加,代谢旺盛,使损伤的组织修复和组织器官的功能恢复正常。

二、超声波对机体组织器官的作用

超声波具有其他物理因子对组织器官作用的共同特点,即高强度,大剂量超声(>3 W/cm^2)起抑制或破坏作用,可造成组织形态结构上的不可逆性变化,低强度、中小剂量(常规治疗剂量)起刺激,调解作用,不引起或仅引起轻微的可逆性组织形态学改变。超声波的频率是影响超声波治疗的重要因素之一,它对超声波的传播速度、穿透能力、吸收作用及理化作用等都有重要的影响。通常用于治疗的超声波频率为 800 ~ 1 000 kHz,声强在 3W/cm^2以下。

(一)对神经系统的作用

神经系统对超声敏感,其中中枢神经敏感性高于周围神经,神经元的敏感性又高于神经纤维和胶质细胞。

1. 周围神经系统　治疗剂量的超声能引起周围神经兴奋性和传导速度等方面的可逆性变化。加快感觉神经的传导速度,对运动神经的传导速度则既能加快又能减慢。大剂量的超声作用于末梢神经可引起血管麻痹,组织细胞缺氧,继而坏死。大剂量超声直接作用于动物神经干,可造成神经纤维的损伤,其功能和组织形态呈现不可逆的变化,对脊髓的损坏也是显著的,前角细胞较后角细胞更敏感。临床显示治疗剂量的超声能提高神经痛阈,产生明显镇痛。

总之,超声作用于周围神经时,在适当剂量内神经兴奋性和传导速度呈功能上可逆变化,超过一定剂量时,对周围神经组织将产生损坏,导致功能和形态上的不可逆改变。

2. 中枢神经系统　容易造成不可逆损坏,非专业人员请勿操作。

3. 自主神经系统　对自主神经系统有明显作用。

(二)对循环系统的作用

1. 心脏　大剂量的超声可引起心脏功能和组织形态上的不可逆变化,房室束对此尤为敏感。一般认为治疗剂量的超声波对心电图无影响,如果剂量合适,还可以改善心脏血管的血液循环。

2. 血管　治疗剂量的超声对血管无损坏作用,通常可见血管扩张,血循环加快。在低强度超声作用下,血管以舒张神经反应为主,引起周围血管反应性扩张。在较大剂量作用下,血管以收缩神经反应为主,引起血管收缩。更大剂量的超声可使血管运动神经麻痹,造成血流减慢或停滞。大剂量超声还可引起血管内皮损伤,甚至血管破裂。

3. 对血液和内分泌的影响　受超声作用的肢体血液呈红褐色,呈现荧光,有溶血现象,未受作用的肢体,血液呈鲜红色,不发生溶血。超声的溶血因频率而异,低频率较高频率影响更大。超声作用于脾,可立即出现充血,长时间作用后可发绀、充血,大剂量可致破坏性损伤,经腹壁投射超声,可在皮肤未发生损坏时脾已受损坏。

(三)对泌尿和生殖系统的影响

小剂量超声直接作用于肾,有促进肾组织细胞再生的作用,治疗剂量的超声作用于肾区可以扩张肾血管,促进肾血液循环。大剂量超声可使肾细胞变性,坏死,毛细血管和小静脉充血、渗出、出血,甚至引起严重的尿中毒和酸中毒。

超声对雌性生殖腺体和器官的影响取决于剂量的大小。小剂量可刺激卵巢功能,促进滤泡形成,子宫内膜蜕变周期提前。有报道称小剂量超声治疗盆腔炎,可使疼痛快速缓解,防止附件内渗出物机化,促进输卵管通畅,减少粘连,软化瘢痕,治疗上述原因引起的不孕症。大剂量超声则可以引起破坏性损坏,还可以造成流产、畸胎、死胎。更大剂量则可致动物卵巢及其周围器官普遍损坏而死亡。雄性的生殖系统对超声波的反应与雌性相同。

(四)对消化系统的影响

治疗剂量的超声可使胃酸分泌增加,蠕动加强,大剂量直接作用于胃肠壁,可引起血液循环障碍、淤血、水肿、血栓形成、出血等损害性改变。更大剂量可致溃疡、坏死、穿孔。肝脏对超声有较大耐受,小剂量甚至中等剂量(1~2.5 W/cm²)无损坏,大剂量造成破坏。治疗剂量的超声作用于胆囊后可引起胆囊收缩加强,胆汁分泌增加。

(五)对皮肤的影响

皮肤是超声治疗时首先接触的部位,超声波接触在皮肤与空气交界面产生反射而产生高热,可以引起皮肤剧痛甚至烧伤。声头与皮肤之间很薄的空气层就使绝大部分超声波被反射而衰减,毛囊处的微量空气层也会引起疼痛感。因此超声声头与皮肤之间不能有空气层,应紧密接触,尽可能剃去毛发,并且使用耦合剂。身体各部位对超声波的敏感度不同,面部最敏感,腹部次之,四肢的敏感度较差。正常皮肤在适宜的超声作用下,可有轻微刺激感和温热感,当用固定法或用较大剂量时有明显热感,甚至灼痛不可忍受。疼痛是超声波治疗剂量超过阈值的标志。超声波治疗后皮肤可有轻微充血但无明显红斑。治疗剂量的超声可改善皮肤营养,促进真皮再生,增加汗腺分泌,但也有少数汗腺分泌不变或减少。大剂量可使表皮和真皮坏死。

(六)对肌肉和结缔组织的影响

横纹肌对超声波敏感,中小剂量不会引起形态学变化,只对功能产生影响。对挛缩的肌肉,超声波可使肌肉纤维松弛,张力降低,从而起解痉的作用。这可用超声的温热效应及其对神经的兴奋阈值提高来解释。大剂量超声则产生破坏作用,使肌肉失去弹性,肌纤维变硬。

结缔组织对超声波敏感性差,对伤口有组织缺损时,超声波有刺激结缔组织增生,肉芽生长的作用,当结缔组织过度生长时,超声波又有软化消散的作用,特别对于凝缩的结缔组织作用尤为显著。

超声波作用于脂肪组织后可使局部温度上升,因脂肪组织散热差,当超声剂量过大时会引起局部脂肪组织过热,有时局部温度可高于周围肌肉组织。

(七)对骨的影响

骨骼对超声波吸收能力很强,其吸收系数随着超声频率增加而增长。在超声波作用下,骨、软骨、骨膜、骨内膜、软骨膜、骨髓等各层结构,因界面反射而产生局部高温,当超声剂量过大时,就会引起骨膜疼痛。治疗剂量的超声波不影响骨痂的生长,小剂量(0.1~0.4 W/cm²)多次治疗可以促进骨痂生长,大剂量则使骨愈合延迟,若作用于未骨化的骨骼，则阻碍骨生长，导致骨发育不全。青少年期尤为敏感。因此对幼儿骨骺严禁用超声治疗。

（八）对眼的影响

小剂量超声对眼安全无害，低强度超声可以治疗眼疾，大剂量超声无论其热作用还是空化作用均可造成眼损伤，分为可逆和不可逆2种。

三、治疗技术

1. 直接接触法　固定法时将声头以适当压力固定于治疗部位，剂量宜小，连续波的中等剂量一般为0.3～0.4 W/cm^2，移动法时连续波中等剂量一般为1.0～1.2 W/cm^2，治疗中应询问患者的感觉。固定法时，如治疗局部过热或疼痛，应移动声头或降低强度以免发生烫伤。

2. 水下法　系在水中进行超声治疗，适用于体表不平或有局部病变而不宜直接接触的部位，如手指、足趾、关节、开放性创伤、溃疡等。治疗时将声头和治疗肢体一起浸入36～38 ℃温水中，声头与体表距1～5 cm，可采用移动法的剂量。

3. 水囊法。

4. 超声药物透入法和超声雾化吸入疗法。

总之常规剂量疗法，一般为3 W/cm^2 以下。连续超声波剂量划分见表4-6。

表4-6　连续超声波剂量划分

剂量等级	固定法			移动法		
	弱	中	强	弱	中	强
强度/(W/cm^2)	0.1～0.2	0.3～0.4	0.5～0.8	0.6～0.8	0.9～1.2	1.3～2.0

四、操作常规与注意事项

1. 准备

（1）定期校正超声治疗机输出强度。

（2）按照规定程序操作。

（3）备好耦合剂和清洁皮肤的软纸。

（4）检查机器。

（5）患者取适当体位。

2. 操作

（1）先将声头贴于患部或浸于水中后再开启机器，应用水冷的机器应先接通水冷装置并使冷水按规定流经声头。

（2）接通电源，待机器稳定后再将功率调节按钮调至所需剂量处和定时。

（3）移动法时声头紧贴治疗部位缓慢往返或回旋运动。

（4）水下治疗时，声头与皮肤保持适当距离，并注意水温。

（5）治疗过程中密切观察患者反应和机器工作状态。

(6)治疗结束时按相反顺序关机。

(7)做好记录。

3. 注意事项

(1)注意保护声头,切忌碰撞或空载,否则引起晶片破裂或过热损坏。

(2)保护导线,治疗时不得卷曲或扭转。

(3)避免患者被烫伤,如患者有灼热,疼痛或其他不适应立即停止治疗,在未查明原因前不得继续治疗。

(4)操作人员不得直接用手持声头,声头握柄应有绝缘材料,应戴好双层手套后再进行操作。

(5)注意机器散热,连续工作 1 h 可暂停后再工作。

五、适应证与禁忌证

1. 适应证

(1)外科疾病:损伤、劳损感染、颈肩腰腿疼、腱鞘疾病、周围血管疾病、骨关节疾病、泌尿生殖系统疾病。增生性骨关节炎、风湿性关节炎、类风湿性关节炎、肩周炎、颈椎病、肱骨外上髁炎、腱鞘炎、腰椎间盘突出症、软组织扭挫伤、乳腺炎早期、乳汁淤滞症、注射性硬结、半月板损伤、髌骨软化症、瘢痕组织、闭塞性脉管炎、肾和输尿管结石、前列腺炎、附睾淤滞症、营养障碍性溃疡等。

(2)内科疾病:呼吸系统疾病、消化系统疾病、循环系统疾病,包括冠心病、心绞痛、高血压病、慢性支气管炎、支气管哮喘、结核性胸膜炎、慢性胃炎、胃十二指肠溃疡、胆囊炎、功能性便秘等。

(3)神经科疾病:中枢、周围、自主神经系统疾病,脑血管意外后遗症、脑挫伤、老年性痴呆、癫痫、脊髓蛛网膜粘连、脊髓损伤后遗症、脊髓灰质炎及其后遗症、坐骨神经痛、三叉神经痛、脑震荡、面神经麻痹、肋间神经痛、带状疱疹后遗神经痛、截至后幻痛、雷诺病。

(4)儿科疾病:支气管肺炎、消化不良等。

(5)皮肤科疾病:荨麻疹、皮肤瘙痒症、神经性皮炎、银屑病、硬皮病、扁平疣、寻常疣等。

(6)眼科疾病:青光眼、玻璃体混浊、视网膜病变等。

(7)耳鼻喉科疾病:慢性鼻窦炎、耳鸣、耳聋、梅尼埃综合征等。

(8)口腔科疾病:颞下颌关节炎等。

(9)妇科疾病:慢性盆腔炎、痛经、外阴瘙痒症等。

2. 禁忌证　活动性肺结核、严重支气管扩张、化脓性炎症、血栓性静脉炎、急性败血症、持续性高热、出血倾向、消化道大面积溃疡、严重的心脏病的心区和交感神经节及迷走神经部位,安装心脏起搏器患者、高度近视患者的眼部及其邻近区、孕妇的腹部、小儿骨骺放射线或同位素治疗期间及随后半年内恶性肿瘤(超声治癌技术除外)。

注意:与血栓性静脉炎相关疾病慎用,以防血栓脱落导致肺栓塞。

第五节 冷热疗法

冷热疗法，顾名思义，是利用温度差来治疗疾病的方法。主要分为2种，一种是利用传导体将热量传导于机体治疗疾病的方法，叫作温热疗法；另一种是利用温度较低的传导体使机体热量疏散的方法，叫作冷疗法。

在康复治疗中，温热疗法较冷疗法的使用更为普遍，下面我们会详述2种常见的温热疗法：石蜡疗法和湿热袋敷法。

冷疗法适用于扭挫伤的急性期、疼痛性疾病、痉挛性疾病、高热、中暑等。在冷疗法的使用中，最常见的传导体是冰块，制作方便，简单易得，成本低廉，常用来镇痛、降温，有时也用于局部麻醉。除了冰块以外，乙醇和冷水也是很好的散热方法。利用这些传导体，我们可以使用冷湿敷法（如凉毛巾湿敷）、冰贴法、冷水浴法、乙醇擦拭法等来进行治疗。在体表使用冷疗法的作用机制是：降低机体温度，刺激局部小动脉收缩，减慢血液循环，从而达到止血、止痛及消炎的作用。使用冷疗法进行治疗时，要特别注意治疗时间，一般为10～30 min，还需根据机体的状态及治疗部位的情况进行相应调整，以防出现冻疮及寒战等不良反应。冷疗法的禁忌证包括雷诺病、血栓闭塞性脉管炎、对冷过度敏感等。

另外，在冷疗法的基础上，临床上还发展出一种冷冻疗法，主要用于肿瘤的治疗。

（一）石蜡疗法（图4-19）

【适应证】

慢性肌肉、筋膜及关节炎症，软组织扭挫伤恢复期，皮肤瘢痕，关节粘连及挛缩，神经炎，慢性消化系统炎症疾病等。

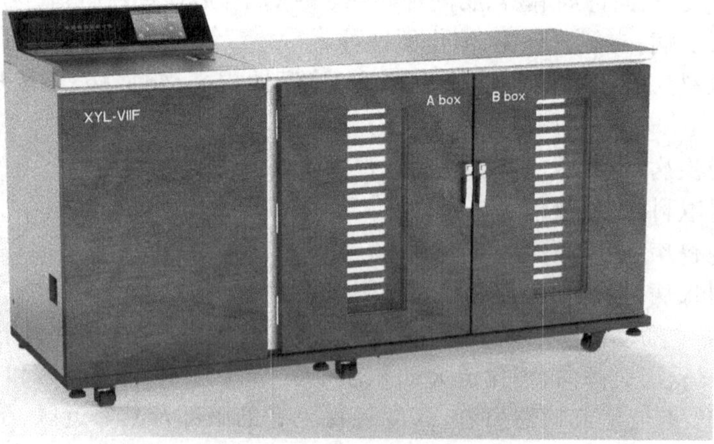

图4-19 石蜡疗法

【仪器设备】

1. 电热熔蜡槽（双层套锅）或智能蜡疗机　电热熔蜡槽内分为水层和蜡层，石蜡隔水加热。石蜡熔点 30～70 ℃，治疗所用的石蜡熔点 50～56 ℃，当加热到 100 ℃以上时，容易被空气中的氧气氧化变质，因此蜡疗机器应可以在 0～100 ℃范围内进行调节，待石蜡熔解完毕，在一段时间内保持恒定温度不变，以利于制作石蜡块。

2. 附件　盛蜡盘、耐高温塑料布、盛蜡勺、毛刷、棉垫、小铲刀等。

【操作程序】

1. 患者取舒适坐位或卧位，暴露治疗部位，并在治疗部位垫衬棉垫或塑料布。

2. 蜡饼法　将熔解到 60～65 ℃的石蜡用勺子盛出，放入铺有耐热塑料布的盛蜡盘中，蜡液厚度 2～3 cm，自然冷却，待石蜡凝结至 45～50 ℃，将塑料布带蜡块一并取出，敷于治疗部位，外包塑料布及棉垫用来保温。

若使用的是智能蜡疗机器，需提前 2 h 在机器上设置需要制备蜡块的空盘，待蜡块制作完毕，直接取用即可。每次治疗时间为 20～30 min，每日或隔日治疗 1 次，15～20 次为 1 个疗程。

蜡饼法适用于大面积患处的治疗，蜡饼大小根据治疗部位调整，可用小铲刀划分大块的蜡饼，用于脊背、腰腹部及大腿处的蜡饼为 30 cm×50 cm 左右的矩形蜡块，关节部位和面部可以更小。

3. 刷蜡法　使用毛刷蘸取蜡液后，于治疗部位快速均匀涂刷，待蜡液冷却，患处皮肤表面即形成一层蜡膜，因其不易导热，可起到保护作用，以利于患处反复涂刷蜡液而不烫伤。反复涂刷蜡液，待蜡层厚度达 0.5 cm 时，外面再使用蜡饼法进行包裹。治疗时间同蜡饼法。

刷蜡法的优点是能够更好地包裹在凹凸不平的患处，起到一定的压迫作用，有抑制局部渗出并促进渗出吸收的作用。常用于四肢的治疗。

4. 浸蜡法及垫蜡法　浸蜡法适用于肢体末端，首先按照刷蜡法涂刷第一层保护层，再将肢体末端（手或足）浸入蜡液，浸入后立即提出，如此反复，直至形成 0.5～1 cm 的手套样或袜套样蜡层。然后将患者肢体末端持续浸于蜡液中，注意治疗时关闭加热器，患肢不要触及容器底部及加热器。治疗时间同蜡饼法。其优点是保温时间长，但只适用于肢端的治疗，其他优点同刷蜡法。

垫蜡法类似于刷蜡法，不同的是其是将蘸取蜡液的纱布冷却至皮肤耐受温度后敷于患处，然后再用更小的蘸有蜡液的纱布敷于其上，最后放上油布棉垫保温。其治疗时间及优点同刷蜡法，但使用更为方便。

5. 待患者治疗完毕，将蜡膜及蜡块剥下，清洁患者皮肤及蜡块，将清洁后的蜡块放回至蜡槽，其余污物丢弃至污物桶内。

【注意事项】

1. 盛蜡时，注意避免将水浴锅中的水或锅内蒸汽形成的水滴盛进蜡中。

2. 用于体表时，重复使用石蜡的次数不要超过 5～7 次，反复使用后，会有皮屑、毛发等混入石蜡中，降低石蜡热容性及可塑性，还会留有异味，因此使用应尽量使患者治疗处清洁，并定期对石蜡进行清洁，一般每周或半月清洁 1 次。

【禁忌证】

皮肤对石蜡过敏、感染、局部有开放性创口、高热、恶性肿瘤、妊娠、1 岁以下的婴儿等。

(二)湿热袋敷法

【适应证】

软组织扭挫伤恢复期,慢性肌肉、关节炎症,关节粘连及挛缩及神经痛等,与石蜡疗法适应证相似。

【仪器设备】

1. 恒温水箱　0~100 ℃范围内可调节的恒温水箱即可,常用温度为 80 ℃。

2. 附件　湿热袋、毛巾、毛毯等。其中,湿热袋可使用帆布或亚麻制作,需制备不同尺寸的方形、条带状湿热袋,并在袋的两角各缝制一布吊环,供加热时悬吊使用,袋内装入二氧化硅凝胶颗粒。

【操作程序】

1. 向恒温水箱中放水至其容量的 3/4 左右,加热恒温水箱至水温 80 ℃,将制作好的适用于患处大小的湿热袋悬挂并浸入水中加热 30 min 左右。

2. 患者取舒适坐位或卧位,暴露治疗部位,并在治疗部位垫多层干燥清洁毛巾,面积要大于治疗部位。

3. 待湿热袋加热完毕,取出并拧去多余水分后放置于患处干燥毛巾上,再在其上置一干燥清洁毛巾后覆以毛毯保温。治疗 5 min 时,需查看局部是否有烫伤,如有发生,立即停止治疗并以冰敷,若患者耐受良好,继续热敷 20 min。治疗过程中随湿热袋温度降低,定时抽出所垫毛巾,以保持治疗温度。

4. 待治疗结束,取出湿热袋归位。

【注意事项】

1. 恒温水箱内水量易蒸发,需注意补充水量,防止干烧。

2. 治疗过程中,注意询问患者感受,若患者不能耐受,则可增加患处皮肤垫衬的毛巾数量。

【禁忌证】

高热、感染、出血性疾病、恶性肿瘤、结核病、妊娠及 1 岁以下婴儿等,同石蜡疗法类似。

第六节　压力疗法

压力疗法是指改变机体局部的压力,以治疗某些疾病的一种疗法。

一、正压疗法

临床常用的方法包括改善血液、淋巴循环的正压顺序循环疗法和防治瘢痕增生的皮肤表面加压疗法(压力衣)(图 4-20)。

(一)物理特性

正压顺序循环疗法采用气袋式加压装置,由肢体远端向近端挤压,模仿肢体的静脉和淋巴系统,促进静脉血液和淋巴液沿正常生理方向回流,促进肢体血液和淋巴循环。

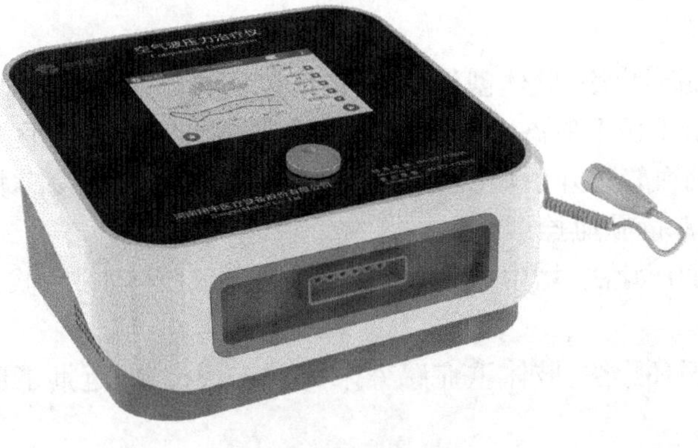

图 4-20　正压疗法

皮肤表面加压疗法通过对人体体表施加适当的压力，以预防或抑制皮肤瘢痕增生，防治肢体肿胀。

（二）治疗原理及治疗作用

1. 正压顺序循环疗法

（1）治疗原理：①增加纤溶系统的活性；②提高组织液静水压，迫使静脉血液和淋巴液回流。

（2）治疗作用：有研究显示，使用正压顺序循环治疗后可使下肢静脉排血量增加23%，血流速度增加（77+35）%，在充气加压期间，血流速度有短暂时间为零，提示静脉排空良好。在预防术后静脉血栓形成方面，本疗法与低分子肝素的预防效果相近。

2. 皮肤表面加压疗法

（1）治疗原理：皮肤表面加压疗法用于治疗瘢痕的机制目前尚不清楚。

（2）治疗作用：①控制瘢痕增生；②控制水肿；③促进肢体塑形；④预防关节挛缩和畸形；⑤预防下肢静脉曲张。

（三）治疗技术

1. 设备

（1）正压顺序循环治疗设备为气袋式治疗装置。

（2）皮肤表面加压疗法设备。

常用的工具和设备：缝纫机、加热炉、剪刀、裁纸刀、直尺、软尺、恒温水箱、热风枪及各种绷带、压力衣、压力垫、支架制作材料等。

2. 治疗方法

（1）正压顺序循环疗法：患者取坐位或仰卧位。选择大小合适的气囊套在患肢上，并拉好拉链。将导气管插在气囊接口上。设定压力及时间，打开电源即开始治疗。治疗每日 1～2 次，6～10 次为 1 个疗程。

（2）皮肤表面加压疗法：常用的加压疗法包括海绵加压固定法、热塑料夹板法、绷带加压法、压力衣加压法、硅胶膜贴敷加压法及附件。

（四）临床应用

1. 适应证

（1）正压顺序循环疗法：肢体创伤后水肿、淋巴回流障碍性水肿或某些手术后的淋巴水肿（如乳腺癌根治术后上肢淋巴水肿）、截肢后残端肿胀、复杂性区域性疼痛综合征（如神经反射性水肿、脑血管意外后偏瘫肢体水肿）、静脉淤滞性溃疡、对长期卧床或手术被动体位者预防下肢深静脉血栓形成。

（2）皮肤表面加压疗法：增生性瘢痕、各种原因所致肢体水肿、截肢、预防性治疗。

2. 禁忌证

（1）正压顺序循环疗法：肢体重症感染未得到有效控制、近期下肢深静脉血栓形成、大面积溃疡性皮疹。

（2）皮肤表面加压疗法：治疗部位有感染性创面、脉管炎急性发作、下肢深静脉血栓形成。

二、负压疗法

负压疗法可分为全身负压和局部负压 2 种。目前仅局部负压治疗用于临床治疗。局部负压有腹部负压、股部负压、下半体负压、肢体负压及拔火罐等。

（一）物理特性

当负压作用于肢体时，由于肢体外部的压力低于体内压力，血管被动扩张，同时沿动脉血流方向的压力梯度较正常状态明显增大，肢体产生被动充血，流入微循环的动脉血相对增加，使肢体的营养和能量供应得以提高，有利于组织的修复及微循环的重建。

（二）治疗原理及治疗作用

1. 负压下血管被扩张，血管跨壁压增高，血流量增加。

2. 改善微循环。

3. 促进侧支循环建立，可促进早期病变血管的扩张，晚期周边血管扩张代偿。

4. 减轻缺血肢体自由基损伤。

5. P 物质及降钙素基因相关肽的释放增多。

6. P 物质及 CGRP 免疫反应阳性神经纤维减少

（三）治疗技术

1. 设备　负压疗法的设备为专用的负压舱。

2. 治疗方法　①患者取坐位或仰卧位；②调整好压力舱的高度和倾斜角度；③将患肢裸露伸入舱内，固定并密封舱口；④适当移动治疗仪，使舱口靠近患肢根部，用皮带固定；⑤设定所需的负压值；⑥打开电源开关，舱内压力从“0”开始缓慢下降至负压设定值，开始计时；⑦每次治疗 10 ~ 15 min，每日 1 次，10 ~ 20 次为 1 个疗程。

（四）临床应用

1. 适应证　一般认为凡肢体缺血性疾病，若不宜手术或患者不愿手术，均可应用负压治疗，如雷诺现象（雷诺病）、血栓闭塞性脉管炎、脑血管意外后偏瘫、糖尿病足及下肢坏疽等。此外不同部位的负压疗法有着其自身的适应证。

2. 禁忌证　出血倾向、静脉栓塞早期、近期有外伤史、动脉瘤、大面积坏疽、血管手术后、治疗部位有感染灶、治疗部位有恶性肿瘤。

3. 注意事项　①治疗前应检查患者有无出血倾向和设备是否完好；②每次治疗前应检查患肢；③应在患者清醒的状态下进行治疗，患肢应无感觉障碍；④治疗过程中应注意观察患肢的肤色变化情况，并询问患者的感觉，根据情况及时对治疗剂量进行调整；⑤治疗前应向患者说明治疗作用，解除其顾虑，鼓励患者积极参与并配合治疗；⑥应根据患者耐受情况，逐渐将压力调到适宜强度；⑦负压治疗肢体出现淤血是正常反应，淤血在停止治疗 2 h 后即可恢复，但应防止肢体出血，若有明显出血情况应停止治疗；⑧高龄患者或体弱患者以卧位治疗为宜；⑨治疗中患者如出现头昏、恶心、心慌、气短、出汗等症状时应立即暂停治疗。

三、正负压疗法

正负压疗法(vacuum compression therapy，VCT)是利用高于和低于大气压的压力交替作用于人体局部以促进血液循环的物理疗法。

(一)物理特性

正负压疗法目前主要应用于人体四肢，通过改变肢体外部的压力，达到增加血管跨壁压力以促进肢体血液循环的目的。其不仅可用于肢体血管疾病，还可应用于由血液循环障碍所引起的各种疾病的治疗。

(二)治疗原理及治疗作用

由于正负压变化是周期性的，促使毛细血管壁两侧压力也产生一个周期性的压力差，相当于在微循环内加入一个吸排泵的作用，它可促进血管内外的物质交换，改善由于各种病因造成的物质交换障碍，促进溃疡、压疮以及局部因营养障碍引起的各种病变的修复。

(三)治疗技术

1. 设备　目前所采用的正负压疗法装置多为电脑调控舱或压力治疗舱，可单纯进行负压治疗，也可单纯进行正压治疗，还可进行正负压交替治疗。

2. 治疗方法　①患者取坐位或仰卧位；②调整好压力舱的高度和倾斜角度；③将患肢裸露，伸入舱内，用垫圈在压力舱口处固定，并密封舱口；④移动治疗仪，使舱口尽量靠近患肢根部，再将患者的坐椅或床与仪器用皮带固定好；⑤设定所需的正、负压力值；⑥设置持续时间；⑦病情极重者，可每日治疗数次，但 1 次连续治疗时间不宜过长。一般每日 1 次，或每周治疗 5～6 次，20～30 次为 1 个疗程。

(四)临床应用

1. 适应证　单纯性静脉曲张、静脉炎早期和病情已经稳定的动脉栓塞引起的循环障碍；四肢动脉粥样硬化、动脉中层硬化、血栓闭塞性脉管炎；免疫性疾病引起的血管病变；糖尿病性血管病变；局部循环障碍引起的皮肤溃疡、压疮、组织坏死等；其他非禁忌疾病引起的血液循环障碍；淋巴水肿；冻伤；预防术后下肢深静脉血栓形成等。

2. 禁忌证　出血倾向、静脉血栓塞早期、近期有外伤史、动脉瘤、大面积坏疽、血管手术后、治疗部位有感染灶、治疗部位有恶性肿瘤。

3. 注意事项　①治疗前应首先检查设备是否完好和患者有无出血倾向；②每次治疗

前应检查患肢，若存在尚未结痂的溃疡面或压疮，应加以隔离保护后再行治疗，若有新鲜的出血伤口，则应暂缓治疗；③治疗时，应在患者清醒状态下进行，有感觉障碍者慎用；④治疗过程中，应注意观察患肢的颜色变化，并及时询问患者的感觉，根据情况及时调整治疗剂量；⑤治疗前应向患者说明治疗作用，以解除其顾虑，鼓励患者积极参与并配合治疗，如患者心率过快，反搏比率开关可置于“1∶2”档，开启充排气开关，将调节阀旋转至起始端。开启气泵开关，旋转调压阀使充气压力逐渐上升，治疗充气压维持在 0.035 ~ 0.042 MPa，气囊序贯时限为 40 ~ 50 ms。将脉搏传感器耳夹夹于患者耳垂，开启脉搏观察开关，在荧光屏上观察脉搏曲线。通过调整充气钮（调整充气时限）和调整调压，反搏气压尽量保持相对恒定。

第七节　生物反馈疗法

生物反馈疗法（biofeedback therapy，BFT）是现代物理治疗学的一项新技术，它涉及物理医学、控制论、心理论、生理学等许多学科。这种方法作为一种有效的康复医疗措施，自 20 世纪 60 年代才开始在临床治疗中应用。生物反馈疗法是一种无损伤、无痛苦、无须任何药物的治疗方法。近年来随着集成电路和电子技术的不断发展以及人们对这种疗法的深入研究，这种方法被日渐广泛地应用于临床（图 4-21）。

（一）基本概念

1. 反馈　是指将控制系统的输出信号以某种方式返输回控制系统，以调节控制系统的方法。反馈控制技术常用于工程和电子技术方面，用于生物和医学的反馈技术称为生物反馈。

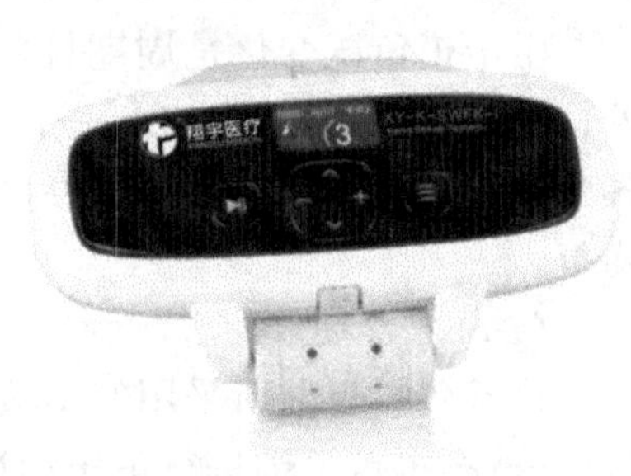

图 4-21　生物反馈疗法

2. 生物反馈　建立生物反馈需要 2 个必要的条件。第一，要将生物信息转换为声、光、图像等信号的电子仪器；第二，要有人的意识（意念）参与，才能构成完整的反馈环。由于有人的意识参与，故称为生物反馈。生物反馈的形成不同于某些动物经训练而形成的条件反射，它需要发挥人主观意识作用，需要根据治疗要求而有意识地改变声、光等信号的强度。当患者掌握了用意念控制声光信号的方法，就学会了控制和调节自身的某些生理活动。从这个意义讲，生物反馈属于一种借助专门仪器的行为疗法。

3. 生物反馈的作用方式有 2 种。

（1）直接作用：直接作用即利用反馈仪发出信号来补充、完善体内反馈联系通路，以达到加强对骨骼肌运动的调节能力和内脏器官活动的随意性调节。如通过体内反馈训练，可直接降低或提高骨骼肌的肌张力，对急性扭伤、落枕、肌痉挛等的治疗是直接通过肌张力的下降而达到治疗目的。

（2）间接作用：间接作用是通过反复训练，改变行为模式，达到抗应激的作用。如生物反馈放松训练，对身心疾病起到良好的治疗作用。

以上 2 种作用方式都是从行为疗法基础上发展起来的，经训练后，建立操作性条件反射。

4. 生物反馈疗法 是应用电子仪器将人体内正常或异常的生理活动信息转换为可识别的光、声、图像、曲线等信号，以此训练患者学会通过控制这些现实的信号来调控那些不随意（或不完全随意的）、通常不能感受到的生理活动，以达到调节生理功能及治疗某些身心疾病的目的。由于在开始训练治疗时必须借助于灵敏的电子仪器（生物反馈）进行监视，所以此法又称电子生物反馈训练法。

生物反馈疗法是一种新的心理（行为）治疗方法，也是一种意识自我调节的新方法。当代医学研究和临床实践证明，来自心理和社会的紧张刺激已成为人体疾病的发生、发展的重要因素。对于这类疾病，单靠药物、手术等常规治疗的效果欠佳。因此，心理、行为治疗已成为适应生物-心理-社会这种新的医学模式的重要治疗手段，生物反馈治疗即是其中的一种。

（二）作用原理

1. 自我调节 人体实现自身调节主要有 3 种方式，即神经调节、体液调节、器官组织自我调节。

（1）神经调节：神经调节是人体主要调节方式。中枢神经系统通过传入神经纤维与外感受器连接，通过传出神经纤维与骨骼肌、内脏器官连接。例如，进食引起消化腺体分泌、疼痛导致局部肢体回缩、强光照射使瞳孔缩小、环境温度升高使皮肤血管扩张和出汗、运动后心率和呼吸频数加快等。说明在中枢神经参与下，机体内外环境刺激产生自我调节和适应性反应，这种神经调节过程为反射。神经反射活动有 2 种，一是条件反射，二是非条件反射。条件反射是经过学习或后天获得的。

条件反射必须有大脑皮质的参与，属于一种高级的神经调节方式；非条件反射是人和动物所共有的反射活动，属于较低级的神经调节方式。神经反射过程有 5 个环节，即感受器→传入神经纤维→神经中枢→传出神经纤维→效应器。这 5 个环节加起来称为反射弧。在反射弧中任何一个环节被破坏，都将使这种反射不能出现或者发生紊乱，从而导致神经调节功能丧失。

（2）体液调节：人体分泌腺体能分泌多种激素，通过血液循环输送到全身，有调节人体新陈代谢、生长、发育、生殖等重要功能。血液中激素的浓度维持着相对恒定水平，激素过多或不足，都会引起功能紊乱或者疾病。神经调节和体液调节两者相辅相成，在整个机体的调节作用中，神经调节占主导地位。

（3）器官组织自我调节：所谓器官组织自我调节，是指身体内、外环境发生变化时，这些器官和组织不依赖神经体液调节所产生的适应性反应。如心肌收缩所产生的能量与收缩前心肌长度变化成正比，收缩前心肌纤维越长，收缩时释放能量越多。又如脑血管的血流量，在很大程度上取决于动脉血压的变化，平均动脉压的升降，脑血管收缩或舒张，使脑血流量保持在恒定的水平。一般来说人体内环境自身调节机制十分复杂，尽管调节范围有限，但对人体内环境平衡颇具实际意义。

2. 生物反馈作用原理 通过反馈仪的信息反馈获得集体对自身内脏活动的信息感知，以自身的主观努力去改善内脏活动信息，提高反复学习与训练，学会有意识地控制、调整自身的生理、心理活动，改变不良的生理、心理模式，起到调节机体功能，缓解紧张情绪，提高应激能力等作用，而达到防病治病的目的。

（三）技术和方法

1. 生物反馈治疗仪　生物反馈治疗仪性能和质量优劣，直接关系到治疗的成败，生物反馈工作者要求选择一台精密度高，直观清晰，操作简便的好仪器，需要考虑以下几个方面。①工作的范围；②灵敏度；③线性度；④频响与宽带；⑤噪声比；⑥稳定性；⑦隔离度；⑧反馈方式，包括视觉信息和听觉信息。

2. 电极能　把生物体中离子电势转换成电子电势的装置统称为传感器。在生物反馈中习惯把传感器称为电极，用来记录和测量生物体现象。

3. 训练方法和技巧

（1）一般性训练：①训练体位；②皮肤的清洁；③电极的放置；④训练的步骤。

（2）技巧性训练：①施加强化刺激；②体会肌感；③全神贯注；④技能转换；⑤认知放松；⑥塑造技术；⑦温暖训练。

（四）肌电生物反馈的应用

根据生物反馈原理，患者接收外部信息形成反馈，进行有意识的意念控制和心理训练，达到影响大脑的功能，恢复身心健康。常规操作如下。

1. 在安静的治疗室内，患者坐在类似电脑屏幕的显示器前，根据情况进行 1～5 个导联的信号监测。

2. 根据不同治疗方案选择不同的电极片贴放方法，先用细砂纸轻擦待治疗的皮肤区，将表面电极粘贴在治疗肌肉皮肤的表面，通过导线连接到仪器的相应导联上，并用绷带将电极片绑住，防止脱落。

3. 治疗者体位摆放应与治疗方案相适用。根据病情选择相适应的治疗方案。

4. 开启电源后，选择治疗模式，训练开始，患者尽力主动做医生指定的动作，通过屏幕看到肌电信号（及曲线）。这一曲线可作为初始数据，并记录作为基线水平。在做下一次动作时，努力使肌电信号强度超过基线水平。此时不要将注意力集中在活动关节和肌肉上，而是要注意观察显示器肌电信号曲线的变化。如果肌电信号超过基准线，患者在做下一次活动时努力使肌电信号超过该基准线，以此类推直到不能超过为止（一般需要 6～8 次活动），20 min 为 1 次治疗，10 次为 1 个疗程。适应证包括急、慢性疾病，如脑卒中、脑外伤、脑损伤后遗症、小儿脑瘫、大小便控制障碍、周围神经损伤、脊髓损伤、肌萎缩、骨关节僵硬、呼吸肌麻痹以及老年痴呆、震颤麻痹、腰背痛。

（五）禁忌证

1. 不愿接受训练者，变态人格不能合作者。

2. 5 岁以下儿童，智力缺陷者，精神分裂急性期。

3. 严重心脏病患者，心肌梗死前期或发作期间，复杂的心律失常者。

4. 青光眼或治疗中出现眼压升高者。

5. 训练中出现血压升高、头疼、头晕、恶心、呕吐、失眠、妄想或具有精神症状时也应停止治疗。

6. 感觉性失语的患者。

（六）注意事项

1. 禁用乙醇清洁皮肤，会给皮肤造成大的阻抗，影响治疗效果。

2. 治疗室保持安静、舒适、光线稍暗。将外界的干扰降到最低。

3. 治疗前向患者解释该疗法的原理、方法以及要达到的目的，解除疑虑，取得患者合作。

4. 治疗前要找好最合适的电极放置部位。治疗后在皮肤上做好记号，以便提高以后的治疗效果。

5. 治疗训练时要让患者注意力集中，积极配合治疗师的指导和仪器显示。

6. 治疗训练时治疗师用指导语引导，其速度、声调、音调要适宜，待患者熟悉指导语后，可让患者默诵指导语。

7. 治疗过程中，要有医务人员陪伴，及时给患者以指导和鼓舞，树立患者对治疗的信心，并可同时实施心理治疗。训练中注意不能使患者有疲劳和疼痛感觉。

第五章 神经发育学治疗

第一节 关节活动范围的训练

一、概述

关节活动范围的维持与改善训练是指利用各种方法以维持和恢复因组织粘连或肌痉挛等多种因素引起的各种关节功能范围受限的因素。

正常的生理结构因素限制关节活动范围的生理因素主要包括:①拮抗肌的肌张力;②软组织相接触;③关节的韧带张力;④关节周围组织的弹性情况,关节囊薄而松弛;⑤骨组织的限制。

二、病理因素

1. 关节周围软组织挛缩　关节囊外软组织挛缩可导致关节活动受限,影响关节的主动、被动运动范围。临床上,由于关节长期制动、卧床、创伤、烫伤等造成肌肉皮肤短缩,形成瘢痕而导致挛缩。

2. 神经性肌肉挛缩　主要包括反射性挛缩、痉挛性挛缩、迟缓性挛缩 3 种。

(1)反射性挛缩:为了减少疼痛,长时间将肢体置于某一种强制体位造成的挛缩。

(2)痉挛性挛缩:中枢神经系统原因所致的痉挛性疾患,因肌张力亢进造成的挛缩为痉挛性挛缩。例如,关节的主动肌进行运动时,因拮抗肌不能放松,而将限制关节的运动范围。

(3)迟缓性挛缩:因末梢神经疾患所致的迟缓性瘫痪造成的挛缩,称为迟缓性挛缩。由于肌张力低下,患者身体在抗重力、阻力的情况下不能完成某种动作,因此将影响关节的主动运动,不能达到全关节的活动范围。

3. 粘连组织的形成　发生于关节内,关节周围软组织的粘连以及引起该关节活动的主要肌肉发生的粘连。关节组织损伤后，大量的浆液纤维组织深处，局部出现胶原纤维，导致粘连形成。由于疼痛，关节活动减少，不充分，使韧带、肌腱等被胶液粘在一起，一旦形成组织粘连，将影响关节的活动范围。同样，关节的周围组织烧伤、烫伤后形成的瘢痕也将与皮下软组织粘连，降低关节的活动范围，影响关节的主动、被动运动。

4. 关节内异物　例如关节外伤后，关节腔内纤维软骨撕裂，使关节内产生异物，造成关节活动受限。

5. 关节疾患　例如类风湿性关节炎、关节僵硬、异位骨化、骨性关节炎等，也将影响关节的活动范围。

6. 疼痛/保护性肌痉挛　关节损伤后，由于疼痛或为了防止进一步的损伤而常常限制关节局部的活动，疼痛还常引发保护性痉挛，其后会产生继发性粘连和挛缩。这将影响关节的主动运动，偶而也会影响被动运动。

7. 关节长时间制动后　关节周围的结缔组织纤维是由网硬蛋白和胶原组成，是一种疏松的网状组织，关节损伤后制动将使胶原纤维和网硬蛋白沉积，这将形成致密的网状结构。受伤后的关节固定 2 个星期后就会导致结缔组织纤维融合，导致关节运动功能受限。例如肩关节受损后，如不固定，18 d 内就能恢复，若固定 1 星期，则需 25 d 才能恢复；如固定 2 星期，需 121 d 才能恢复；如固定 3 星期，则需 300 d 才能恢复。因此应在不使损伤、疼痛加重的情况下，尽早进行关节的被动活动。

三、训练方法

维持关节活动范围的训练是以维持正常或现存关节活动范围和防止关节挛缩、变形为目的，无须肌肉主动收缩参与运动，是借助他人、器械或自我肢体辅助来完成的一种训练方法。

（一）防止关节周围软组织挛缩造成关节活动障碍

患者肢体损伤制动后，在短期内就能引起关节的挛缩和变形。因此，在患者卧床期间，就要认真考虑预防关节挛缩的发生。常用的方法有以下 4 种（图 5-1）。

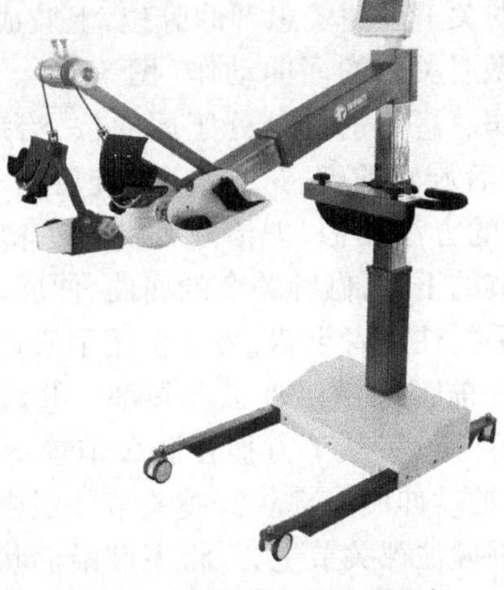

图 5-1　多关节主被动训练仪

1. 保持肢体良好的体位。

2. 定时进行体位转换，如翻身、坐起等，可防止关节挛缩，保持关节活动度。

3. 关节的被动运动

(1)目的：通过适当的关节被动运动，可保持肌肉的生理长度和张力，保持关节的正常活动范围。被动活动对恢复关节正常活动范围有较大的帮助，是维持正常的关节形态和功能不可缺少的方法之一，特别是对有轻度关节粘连或肌痉挛的患者，做关节的被动活动训练非常有利。对于肌肉瘫痪的患者，在神经功能恢复前应及早进行关节的被动运动，可以达到维持关节正常活动范围的目的(图 5-2)。

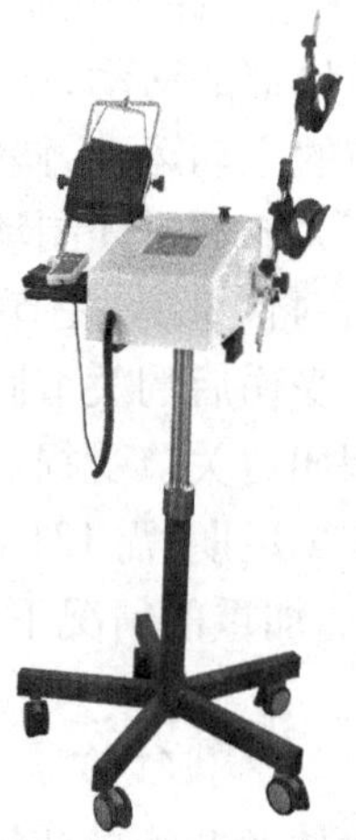

图 5-2 上肢关节康复器

(2)训练方法：①躯干旋转。患者仰卧位，患侧下肢膝屈曲，治疗师一手固定患者的一侧肩关节，另一只手放在患侧骨盆部位，使肩和骨盆相反的方向并停留数秒，以达到充分牵拉患侧躯干的作用。②肩胛骨。上举、下压、前突、后缩、上回旋、下回旋。患者俯卧位或者健侧卧位，治疗师一手经腋前线放置于肩关节前方，另一手经腋窝下放置于肩胛骨的下角位置。以拇指和其余四指控制肩胛骨的内、外侧，两手同时引导患者肩胛骨做上述活动。③肩关节屈曲伸展。患者仰卧位，治疗师一手握住患者肘关节下方，另一只手握住腕关节处，然后慢慢把患者上肢沿矢状面向上高举过头。④肩关节水平内收、外展。患者仰卧位肩关节在床的边缘，治疗师一手握持肘关节的下方，另一手控制腕关节。从肩外展 90°开始做触碰对侧肩关节的活动，达到最大时保持数秒，再返回。⑤肩关节外展、内收。患者仰卧位，治疗师一手握住患者肘关节上方，另一只手握住腕关节处，然后慢慢把患者上肢沿额状面向上高举过头。但当患者上肢被动移到外展 90°时，要注意将上肢外旋后再继续移动直至接近患者同侧耳部，最大时保持数秒再做将上肢向身体正中线靠拢的活动。⑥肩关节内、外旋。患者仰卧位，肩关节外展 90°伴肘关节屈曲，治疗师一手固定肘关节，另一只手握住患者的腕关节，以肱骨为轴，将上肢向内、向外方向旋转。⑦肘关节屈曲。患者仰卧位，上肢成外展位，治疗师一手固定肘关节，另一只手握住腕关节做肘关节的屈曲动作(图 5-3)。⑧前臂旋前、旋后。前臂的被动活动包括旋前、旋后动作。患者肘关节处于屈曲位，治疗师一手握住腕关节上方进行固定，另一手抓握手指，然后旋转前臂，进行旋前、旋后的动作。⑨腕关节屈伸。腕关节的被动活动方法与肘关节的方法相似，但治疗师的握法稍有不同，其一手握住腕关节的上方，另一只手握住腕关节的下方，做腕关节的屈曲、伸展动作(图 5-4)。⑩髋关节屈曲。患者仰卧位，治疗师一手托住患者小腿，另一手用手心拖住患者足跟处，手将患者大腿沿矢状面向上弯曲，使大腿前部尽量接近患者腹部。⑪髋关节伸展。患者俯卧位，治疗师一手抓握踝关节上方，另一只手从下方抓住膝关节前部，并用前臂托住患者小腿和膝关节部位，用力向上方抬，被动伸展髋部。⑫髋关节外展内收。患者仰卧位，治疗师一手放在膝关节下方，另一只手握住踝关节上方，将下肢沿额状面方向移动，一直达到全关节活动范围。⑬髋关节旋转。患者仰卧位，治疗师一手扶患者下肢膝后，另一手将足跟包绕在手心并将足底外侧放置于治疗师前臂。以股骨为轴做向内的内旋和向外的外旋动作(图5-5)。⑭踝关节背屈跖屈。患者仰卧位,治疗师一手固定踝关节上方,另一只手从足上面握住患者的脚掌并以拇指轻抵外踝稍前方,其余四肢从足内侧脚底握住趾关节,做踝关节的背曲、跖屈动作。

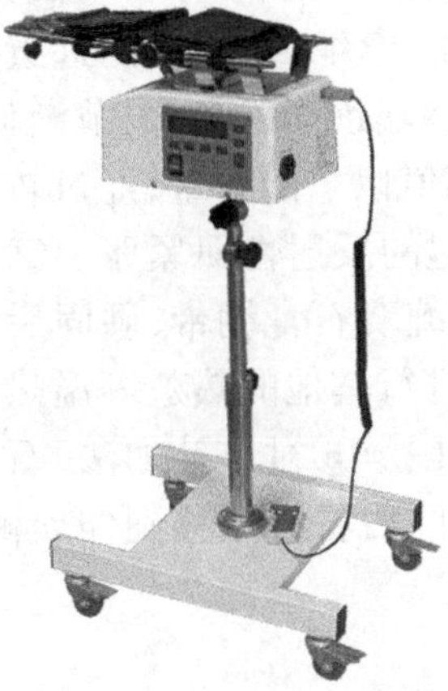

图5-3 智能关节康复器

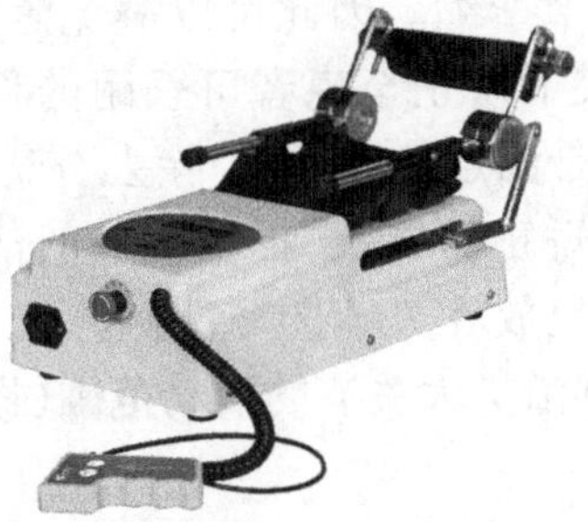

图5-4 腕关节被动活动仪

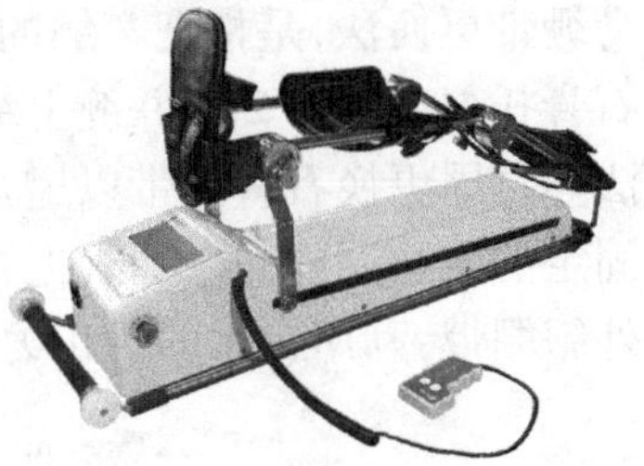

图5-5 智能关节康复器

(3)注意事项:在进行关节被动运动时要注意以下原则。①对于因伤病而暂时不能活动的关节,要尽早在不引起病情、疼痛加重的情况下进行关节的被动活动,活动范围应尽可能接近正常最人限度的活动;②关节活动范围的维持训练应包括身体的各个关节,每个关节必须进行全方位范围的关节活动(如肘关节屈曲、伸展,肩关节的屈曲、伸展、内收、外展、外旋和内旋等);③固定关节的近端、被活动远端,运动时动作要缓慢、均匀,每次个方向活动进行3~5遍;④必须熟练掌握关节解剖学结构、关节的运动方向、运动平面及其各个关节活动范围的正常值等;⑤每次活动只针对1个关节,固定的位置应尽量接近关节的中心部位;⑥对于跨越2个关节的肌群,应在完成逐个关节的活动后,再对该肌群进行牵张;⑦对于那些活动受限的关节或长期处于内收、屈曲的肘关节,要多做被动牵拉运动,如牵拉跟腱位置踝关节的背屈活动、对屈曲的肘关节做伸展活动等;⑧患者的体位应舒适,固定的部位要稳定、牢固;⑨关节的被动活动之前,要对患者做好解释工作,以得到患者的配合;⑩在运动某一关节时,要给予该关节一定的牵拉力,这样可减轻关节面之间的摩擦力,使训练操作容易进行,并能保护关节,防止关节面挤压。

4.关节松动术 关节松动术可用来治疗关节功能障碍,如疼痛、受限,这是一种实用、有效的手法操作技术。澳大利亚的麦特兰德(Maitland)对此技术的发展贡献很大,故也称为“麦特兰德”手法。此方法发展较快,临床应用较广,已经形成了独立的体系。此技术是治疗师利用较大的振幅、低速度的手法在关节的可动范围内完成的一种针对性很强的手法操作技术,属于被动运动范畴,治疗时常选择关节的生理运动和附属运动作为治疗手段,以达到维持和改善关节活动范围、缓解疼痛的目的。关节松动术主要包括2种类型的运动:①被动振动运动,即在关节运动范围内的任何位置,每分钟进行2~3下的小幅度或大幅度的振动;②持续牵拉,在关节的活动范围终末端,进行轻微幅度的振动及牵拉。

（二）防止神经性挛缩，避免关节活动障碍（图 5-6）

1. 利用等长运动、主动运动等方法扩大关节的活动范围

（1）等长运动训练：利用等长运动的方法维持并逐步扩大关节的活动范围，在骨关节疾病或术后的早期，可利用石膏固定，使挛缩的肌肉处于伸展状态。①绞木棒石膏法，此方法适用于关节周围肌肉严重挛缩的患者，如膝、肘关节的屈曲、挛缩，在关节的远近端各缠绕石膏绷带并用 2 根绳连接，利用绞木棒的作用使关节的远端逐渐远离，关节渐伸，减少关节屈曲。另外，还可利用肘关节支具，这种方法利用痛阈值以下的力量，经过较长时间，逐渐加量进行，而纠正关节挛缩。因此可以避免疼痛引起的反射性肌紧张。②石膏绷带更换法，是指把挛缩的关节矫正至患者可忍耐的程度后缠绕石膏绷带，硬固后将石膏托据成前后 2 片并缠上绷带固定，这样便于除去石膏托后进行其他的热敷等温热疗法。每周更换石膏绷带以增加矫正的度数，扩大关节的活动范围。③衬垫补加法，石膏固定的方法同前，开始时，把衬垫放在关节的屈曲侧，过一段时间后将衬垫移到伸展侧，外缠绷带，利用持续的矫正力逐渐扩大关节的活动范围（图 5-7）。

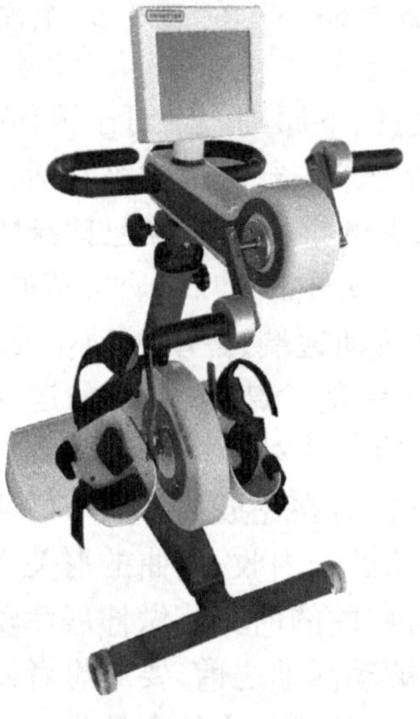

图 5-6　多关节主被动训练仪

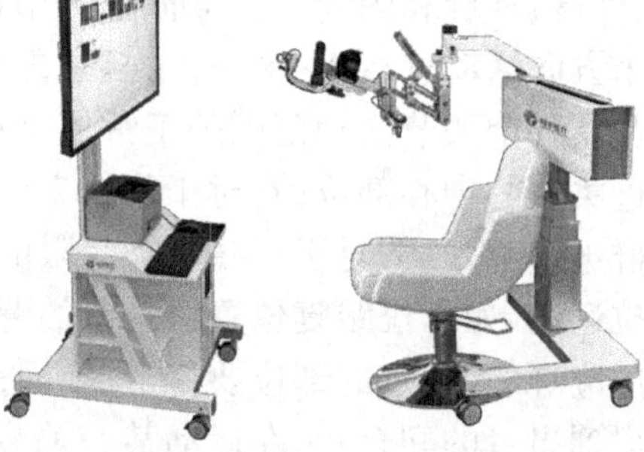

图 5-7　上肢反馈康复训练系统

（2）主动运动训练：主动运动在运动疗法中应用最为广泛，对于神经性挛缩可使用放松训练及主动的关节活动训练等方法，扩大关节的活动范围。

1）放松训练：①目的。放松训练不仅可用于减轻痉挛，增加关节的活动范围，也可用在增强肌力训练或其他运动疗法之后，以消除肢体的疲劳感。肌张力常受意识的影响，对肌张力升高的患者，关节活动范围受到限制，若采取一定的放松训练，能较好地增加大关节运动范围。②训练方法。放松时，除要求一定的技巧外，还要使患者明确放松的含义和作用，加强患者的自信心，较好地配合治疗师完成训练，大大提高放松效果，放松训

练时的体位以卧位和坐位多见。临床常用的方法有对比法、交替法和暗示法。对比法是根据肌肉强力兴奋收缩后，将使同一肌肉产生相同程度的放松的原理进行的一类放松训练。此方法从肢体的远端开始训练，然后再到肢体的近端，先从一侧肢体放松开始再到另侧肢体等顺序进行。如指示患者用力握拳后放松；用力屈肘后放松；用力外展肩关节后放松等训练，做此训练时最好配合深呼吸同时进行，即肢体用力时要吸气；肢体放松时要呼气。但对于有明显肺部疾病及高血压的患者不用此方法。交替法是根据主动肌强力收缩后导致拮抗肌产生松弛的原理进行的一种训练方法。例如，偏瘫患者上肢屈肌过分紧张，治疗师可通过使患者肘关节伸肌用力收缩，可缓解屈肌的紧张，使之放松。暗示法要求在特定的环境下才能进行，如房间温暖，通气良好，光线柔和，治疗师要用平静缓和的语调指导患者，把注意力集中在需要放松的部位。先想象此肢体“非常沉重”并重复数次，直到该部位显示放松。

2)徒手体操或利用设备的训练：①目的。主动运动还包括各种徒手体操或借助简单设备，如体操棒、肋木等增进关节活动范围。徒手体操是增进关节活动范围最常用的方法。②训练方法。肩关节由于长期固定而导致的运动功能受限，可采用太极拳中“云手”的方法，患者弓箭步站在立位，指示患者用健手和前臂托住患侧肘部，随着身体重心前后移动做肩关节的划圈运动。当手指功能有障碍时，指示患者主动屈伸各指间关节，治疗师可帮助患侧手指屈伸。对于肘关节的屈伸障碍，有时也可借用一些简单的设备，如利用固定在墙上的肩肘关节旋转器或墙壁拉力器进行训练；对于手指功能有障碍的患者，可使用分指板、橡筋网等。对于膝关节功能障碍的患者，可利用固定的自行车、可调节坡度的跑台进行改善关节活动范围的训练。

2. 被动运动　防止肌肉松弛无力，维持关节的运动范围和其伸展性。训练方法如前所述。

3. 体位变化　防止肌肉失用性萎缩，维持关节的运动范围和肢体的伸展灵活性。体位转换方法如上所述。

(三)防止软组织粘连的形成，避免关节活动障碍

为防止损伤后软组织粘连，常用 RLCE 法进行处理，即 rest(休息)、ice(冰敷法)、compression(压缩)、elevation(抬高)。例如，RLCE 法常常应用于踝关节的急性损伤。受伤部位的冷却可用冰水、冰袋、冷喷剂来进行，但要防止冻伤。压迫要稍重一些(可用弹力绷带、沙袋等)，但注意不要使患者产生血液循环障碍。将患肢抬高至高于心脏的位置，可防止伤处出血、肿胀。急性期后，可以用温热疗法来减轻疼痛，开始进行关节的活动训练。当组织粘连有可能造成关节活动障碍时，应及时进行训练，改善因组织粘连或挛缩引起的关节功能障碍。

1. 改善软组织粘连挛缩　挛缩多是由于皮肤、肌肉及包绕关节周围的软组织变化而引起，运动疗法是有效的治疗手段，常用方法如下。

(1)伸张训练：是使关节周围挛缩的肌肉组织松弛的一种牵拉矫正方法。此方法常利用治疗师的手法、训练器具或患者自身体重的重量、体位等方法进行伸张。

1)目的：持续牵伸关节周围组织，缓解关节肌肉痉挛，扩大维持关节活动范围。

2)方法：有下面2种。

方法一:外力牵张,选择不同的作用力,应根据关节挛缩的原因和程度、伸展的难易程度、患者体力、挛缩部位以及器具类型等决定外力。在外力下伸张的单个或多个关节的周围组织,使挛缩的组织达到伸展。

利用患者自身重量的方法:髋关节屈曲受限的患者,在双膝跪位下,可用自身体重进行矫正,被动加大髋关节的屈曲活动范围,若此训练在浴池中或热敷后进行效果更佳。对于膝关节屈曲受限的患者,也可利用此体位,再加上身体的重量来训练。

利用重物重量的牵拉方法:可以利用沙袋、哑铃等直接或间接地放在患者的肢体进行伸张,治疗师可根据患者治疗的状况,逐渐加大或减少重物的重量或延长牵拉的时间来伸张关节。

利用体位的方法:可利用仰卧位时对髋部产生的自然下垂的压力、健侧下肢保持屈曲位时产生的牵拉力等改善关节周围肌肉的挛缩,或将健侧下肢悬吊并使之处于屈曲位,然后在患侧下肢膝关节上方挂一重物以加强对髋部向下伸展的牵拉力。

利用治疗师徒手的方法:关节的手法训练可以增加关节的活动范围。①常用的方法为被动运动、辅助及主动运动和抗阻运动等。治疗师应正确掌握牵拉的力度,一旦掌握熟悉的手法操作后,就能达到良好的效果,特别是对于骨折和手术后固定的患者应进行早期训练,在应用主动的同时可结合关节的被动伸展手法一起应用。②常见的手法操作有以下 2 种。骨折后股四头肌的伸展法,患者俯卧位,治疗师一手固定骨折远端,另一只手的前臂支撑小腿部位,并缓慢用力向患者头部方向进行牵拉,指示患者用力伸展膝部,进行膝关节的等长运动,然后继续牵拉膝部,再指示患者进行主动的膝关节的伸展运动;双下肢屈膝肌群的伸展法,患者常坐位,双上肢向前伸。治疗师位于患者身后,双手放于患者肩部,指示患者向前方弯腰,进行躯干和髋关节的屈曲动作,尽量用手指去触摸足尖。训练时,应保持双膝伸展位,不可屈膝。

利用器械的方法:对于膝关节屈曲受限的患者,可利用平衡杠,再利用自身体重进行下蹲动作来扩大膝关节的屈曲活动范围。在下蹲过程中注意使患者保持足跟着地。治疗师也可利用肋木让患者保持稳定的体位,然后再进行改善膝关节受限的训练。

利用拮抗肌收缩的方法:指利用短缩肌的拮抗肌随意收缩来增大关节活动范围的一种训练方法,主要适用于疼痛或僵直而发生的肌肉短缩。

方法二:自我牵拉训练,具体操作如下。

髋膝关节屈曲:患者常坐位,将右手放在膝关节下方,用力将下肢拉起。指示患者将在手放在小腿上,尽量将下肢屈曲靠近自己的胸部。

髋关节的外展、外旋:指示患者将右脚掌顶在左腿膝部,右手放在右侧膝关节部位,轻轻向下振动。

踝关节背屈:指示患者将左手掌根部放在前脚掌的下方并用力朝着膝关节方向拉动。

腘绳肌:仰卧位,指示患者用右手抓住右侧大腿的裤子,用力向上把腿拉起。用左手抓住踝关节部位,将右手掌放在膝关节前方,左手用力将小腿朝自己头部方向拉动,同时指示患者用右手保持膝关节的伸展位。

患者掌握自我牵拉的训练方法,应坚持每日 1 次,对于那些合并有痉挛及容易引起关节挛缩的患者，应增加每日的牵拉次数。

(2)摆动训练：①目的。此方法可牵拉关节周围组织，在短时间内改善关节的运动范围，也可达到肢体放松的效果。②方法。是一种手臂和腿部前后摆动，放松肢体的训练。将上肢或下肢置于下垂体位，做前后放松摆动，直至肢端有麻木的感觉为止。摆动时也可以在肢体上加1～2 kg的重物，再做摆动。这样可拉大关节间隙，加大摆动趋势，带动肢体超出关节的受限范围，对短缩的关节组织起到牵拉作用。这种摆动非常适用于减轻强制性震颤(如帕金森病)，多用于肩、髋、膝关节等。

(3)自动滑轮训练法：①目的。伸张患侧的挛缩组织，从而改善关节的活动范围。②方法。以肩关节的上举训练为例，患者端坐在靠背椅上，根据滑车与身体的位置，滑车牵拉的方向可以调节在患者的正前方、侧方和后方。患者通过滑轮拉动肢体，快速轮流屈伸肢体带动受限的肢体超出关节的受限范围，或者也可让患者在受限部位故意加大牵拉力，从而达到牵拉挛缩组织的目的。

(4)持续关节功能牵引：①目的。通过持续牵引松解关节周围的粘连组织，但不破坏其组织弹性，可增强关节活动范围。对于已短缩的肌肉和活动范围刚出现受限的关节，可及时进行关节的持续牵拉或牵引，常可使功能尽快恢复。②方法。手法牵引有困难或效果欠佳时，可利用重锤滑车等方法做较长的牵引。例如，将患者的患肢处于舒适体位，便于被牵引关节附近的肌群放松。可使用中等强度的重量，长时间持久牵拉。固定障碍关节的近侧，将该关节的远端套上牵引用具，再挂上适宜的重量，重量可以从0.5 kg开始，逐渐增加，直至被牵引的关节有紧张感。③牵引时注意事项。牵引力应稳定而柔和，并持续一定的时间，若关节周围有炎症时，牵引的力度要轻柔，使紧缩的肌肉和受限的关节缓慢放松伸展。在牵引时，要根据患者的疼痛限度及忍耐程度调整牵引的强度。牵引的作用点要准确地落在被牵拉的组织张力的最大点上，而且牵引一定要在患者关节肌肉完全松弛的状态下进行，最好在患者热敷完关节，使之温度上升为一定程度后再进行关节的牵引。若患者的肌肉关节疼痛或酸麻感持续24 h以上，表明牵引时用力过大，应减少负荷。正常的感觉应是患者除了一时性的压痛感以外，不应再有任何其他不舒服的感觉。④禁忌证。骨骼未愈合者；关节内或周围炎症；关节在进行牵引或肌肉延长时有锐剧痛的感觉；对骨质疏松，如长期卧床、失用、长期应用类固醇等患者，应用牵引治疗时要特别小心；避免牵引有水肿的组织，因为他们比正常组织更易损伤，若再持续牵拉刺激水中组织通，常会加剧疼痛和水肿；避免过度牵引肌力低下的肌肉，特别是抗重力支持身体的肌肉。

(5)利用器械进行持续的关节被动牵引(dontinuous passive motion，CPM)

1)仪器简介：此器械由加拿大著名骨科医生Salter RB通过一系列实验而提出的一种有效的预防关节活动受限的被动活动方法。目前经大量的实践证明，关节被动牵引是防止关节损伤、促进关节软骨再生和修复的有效方法。该方法中使用的仪器由活动关节的托架和控制运动的机构组成，治疗师可将患者受限的肢体固定在托架上，设定所要求的条件，由仪器控制关节的角度、速度、持续时间，进行关节的被动活动。

2)使用方法：将肢体固定在CPM支架上，再选择治疗条件，运动速度在仪器上最慢为13 min一周期，最快为45 s一周期。运动角度：是屈曲范围为10°～80°，膝关节屈曲范围为

10°～115°，踝关节拓屈 40°、背屈 20°。仪器持续时间：一般工作 1～2 h 后停 10 min，可每日进行 5～16 h，亦可连续用 2～4 个星期。

3）注意事项：在患者损伤后早期，活动的速度宜慢，随后可根据患者的耐受程度和患者对治疗的反应逐渐增加活动的速度。选择运动的角度时要注意，早期要先从小角度开始活动，如 20°～30°开始，以后逐渐增加。一般应控制在不引起患者疼痛的范围内进行活动。此仪器适用于关节受损后卧床的患者，可长时间连续使用，对于能离床的患者不太适合。

4）适应证：四肢骨折、关节软骨损伤、关节囊切除或关节松解术后关节成形或人工假肢体置换术后等。

（6）利用水的浮力的训练方法：①目的。利用水的浮力来增加关节活动范围。②方法。陆地上，肌张力低下的肢体在无支持和帮助下很难进行活动。但在水中，由于水的浮力，严重无力的肌群不需要使用多大的力量便可进行活动。水中关节活动方法以膝关节为例：利用水对肢体的浮力，或加上漂浮物减轻肢体重力影响，患者微用力即可使患肢抬起，从而进行辅助性的主动关节活动训练。

2. 改善肌痉挛

（1）目的：降低肌痉挛，增进关节的活动范围。

（2）方法：可利用特殊的抑制/促进技术，如 PNF 手法来治疗患者，常用手法有收缩—松弛、保持—松弛和慢反向—维持—放松。

四、适应证与禁忌证

（一）适应证

1. 用于能引起关节挛缩、僵硬的伤病，例如，骨折固定后、关节脱位复位后、骨关节炎患者（特别是类风湿性关节炎）。

2. 肢体瘫痪，如脊髓损伤后的四肢瘫、截瘫等。

（二）禁忌证

1. 肌肉、肌腱、韧带有撕裂。

2. 骨折未愈合。

3. 肌肉、肌腱、韧带、关节囊或皮肤手术后初期。

4. 心血管疾病患者不稳定期，如心肌缺血、心肌梗死。

5. 深静脉血栓。

6. 关节旁的异位骨化。

第二节　肌力与肌肉耐力训练

肌力是指肌肉收缩时所能产生的最大力量。肌肉耐力是指肌肉持续地维持一定强度的等长收缩或做多次的等张收缩的能力，其大小可以从肌肉开始收缩到出现疲劳时已收缩的总次数或所经历的时间来衡量。耐力与所进行的运动强度也有一定的关系，即运动强度越大，肌耐力越小。

1. 基本原则　①施加适当阻力的训练原则，训练过程中，应给予患者一定程度的阻力，根据患者的训练程度，适时进行调整；②超常负荷的训练原则，即过量负荷原则，在训练过程中，施加给患者的阻力应适当超过其现存的功能水平；③反复训练的训练原则，训练必须反复多次进行，只有达到一定程度，患者的功能状况才会出现明显的好转；④适度疲劳的训练原则，要特别注意在训练过程中或结束后，应给予患者充分的休息时间，如在训练过程中患者出现过度疲劳状况，应立即暂停训练，给予患者充分休息，待患者情况稳定后再进行训练；⑤选择适当运动强度的训练原则，只有当训练达到一定强度时，才能达到训练的目的。

2. 肌肉收缩的形式　等长收缩也称静力收缩，是指肌肉收缩时，肌肉的起止点之间的距离无变化，肌肉纤维长度基本不变，不引起关节活动但肌张力明显增高的一种肌肉收缩形式。在日常生活活动中，等长收缩常用于维持特定体位和姿势。在运动中，等长收缩是增强肌力的有效方法。

等张收缩也称动力收缩，是指在有一定阻力的情况下所进行的肌肉收缩，收缩过程中肌张力基本保持不变，但肌纤维长度发生变化，并产生关节运动的一种肌肉收缩的形式。

3. 训练方法　辅助主动运动是指在外力帮助下通过患者主动收缩肌肉来完成的动作或运动，辅助的力量可由患者的健侧肢体或治疗师进行提供，也可利用器械、引力或浮力来帮助完成。适用于肌力 1 级或 2 级的患者，随着患者肌力的改善，逐渐减少辅助的力量，尽量让患者主动完成（图 5-8）。

主动运动是指患者主动收缩肌肉完成动作的训练方式。适用于肌力达到 3 级的患者，可根据患者的具体情况，选择合理的训练强度、频率和时间等，训练结束后，应给予患者充分的休息时间，避免过度劳累造成损伤（图 5-9）。

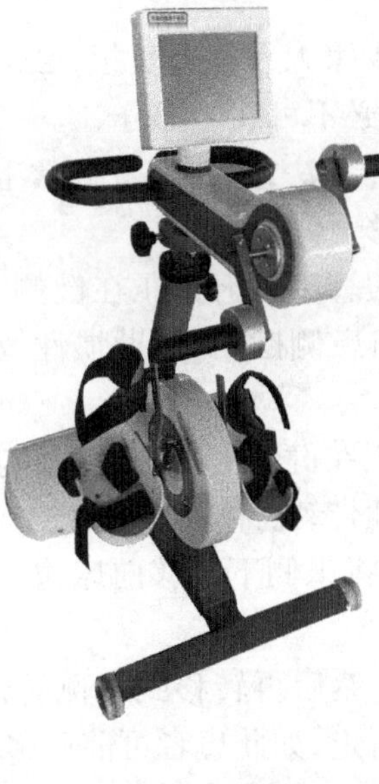

图 5-8　多关节主被动训练仪

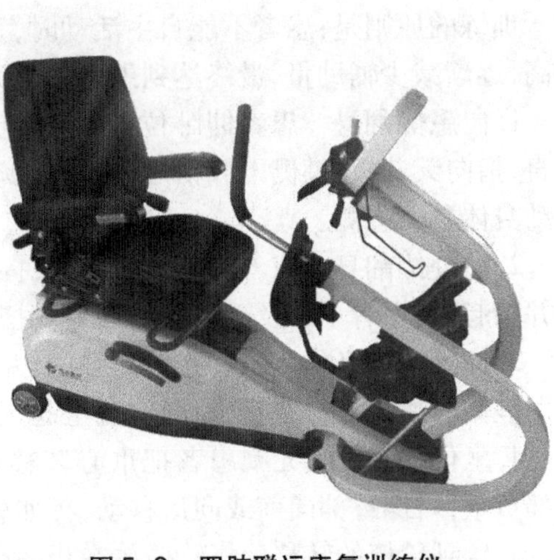

图 5-9　四肢联运康复训练仪

抗阻训练是指患者需要抵抗外来阻力完成运动的训练方式。适用于肌力达到3级及以上的患者，能克服重力和外来阻力完成关节活动范围的患者。训练前评定患者关节活动度和肌力，明确功能受限情况，以确定适宜的抗阻运动形式和运动量。将患者置于舒适、稳定体位，在肢体的远端施加阻力，确定阻力的方向，采用适当的阻力，如出现患者不能完成全关节活动范围、施阻部位疼痛等情况，则应改变施阻部位或降低施阻力度。另外，还包括利用外来物体，如沙袋、哑铃、重锤、弹簧和水的浮力等物体来增加阻力的抗阻训练。

等长训练是指当阻力等于或大于肌肉可产生的力量、关节不产生运动时，即可发生等长训练。训练肌群在可耐受的最大负荷下等长收缩，持续一定时间。等长训练中应注意在训练间隔休息时，辅助以节律性呼吸，以预防血压升高。

等张训练可借助仪器设备，如哑铃、沙袋、实心球等自由重量的仪器，滑轮系统、功率自行车等进行训练。

4. 注意事项　治疗前，应对患者进行解释和鼓励，训练前让患者充分了解训练的意义和目的，消除其可能存在的顾虑，积极配合，提高训练的效果；选择适宜的训练强度，每次训练结束后，应引起肌肉的适度疲劳，给予患者充分的休息时间，避免过度疲劳造成肌肉及其周围组织的损伤；适时调整阻力，根据患者的评定结果，选择实施合理的阻力；无痛训练，训练过程中如出现疼痛，应立即停止治疗，待患者身体状况好转后，再进行训练；密切注意患者的病情变化，训练过程中，要随时注意患者的身体状况，做好应对突发状况的准备。另外，患者如出现不适，也应及时告知治疗师，暂停治疗，待患者身体状况稳定后，再进行训练。

第三节　转移训练

为了使患者可再次生活自理，回归家庭及社会，减少家人和社会负担，必须早日开展日常生活活动训练，其中转移训练是日常生活活动训练必不可缺的部分。

训练的原则是：患者不能自主活动时，采取全辅助的方法，随着患者日常生活能力的提高，逐渐减少辅助量，最终达到患者独立完成身体转移。

1. 向患侧翻身　患者仰卧位，头转向患侧，双手叉握，患手拇指压在健侧上；双上肢伸直，指向天花板，健侧下肢抬起并跨向患侧；双上肢向患侧摆动，借助惯性及下肢重力带动身体翻向患侧。

2. 向健侧翻身　患者仰卧位，双手叉握，患手拇指压在健侧上，用健侧脚勾住患侧小腿并抬起，嘱患者上肢及下肢同时向健侧摆动，借助惯性带动身体翻向健侧。

3. 仰卧位到坐位　患者先健侧卧位，并用健侧下肢将患侧下肢移向床边，垂下小腿，再用健侧肘撑起上身并抬头；肘伸直坐起至床边坐位。

4. 坐位移动　首先嘱患者把重心转移到一侧臀部，然后再转移到对侧臀部；当一侧臀部负重，对侧臀部向前或向后移动，犹如患者用臀部行走，如此患者可前后移动。

5. 床到轮椅的转移　将轮椅放在患者健侧床边呈45°左右夹角并刹住双轮，患者坐于床边，健手扶远侧扶手，辅助者把住患者腰背部，使患者身体向前，将重心移至脚上，臀部离开床面，然后以健侧脚为轴，转移身体，将臀部对准椅面坐下，并整理好坐姿。

6. 轮椅到床的转移　患者从健侧接近床边，轮椅与床呈 45°左右夹角并刹住双轮，嘱患者身体向前移动，双脚移开踏板，辅助者将一侧脚放在患者双脚之间并把住患者腰背部，使患者身体向前，将重心移至脚上，让患者站起，以健侧为轴转动身体，坐在床边。

7. 坐到站转移　嘱患者向床边移动，臀部后 1/3 着床，将双脚动到膝关节重力线后方即可，双手叉握，手臂向前下方伸直，上身前倾，待患者臀部离开床面，嘱患者双下肢伸直并挺直腰，完成站立。

第四节　步态分析

步行，是指通过双足的交互动作移行机体的人类特征性活动。步态，是人类步行的行为特征。步态分析，是研究步行规律的检查方法，旨在通过生物力学和运动学手段，揭示步态异常的关键环节和影响因素，从而指导康复评定和治疗，也有助于临床诊断、疗效评估、机制研究等（图 5–10）。

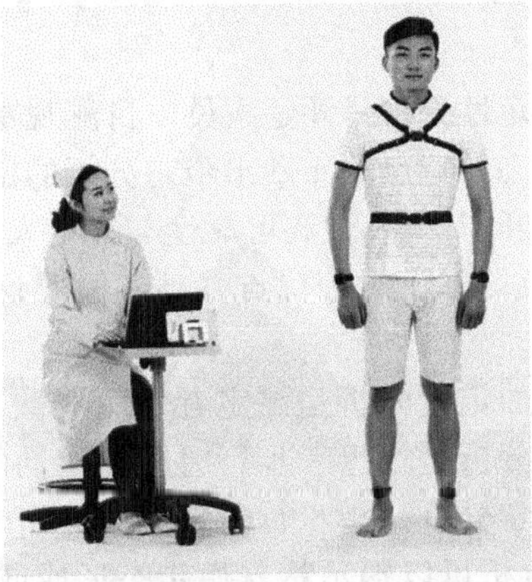

图 5–10　步态分析和平衡测试训练系统

一、步态的基本情况

正常行走时，从一腿迈向前以足跟着地时起，至该腿足跟重新着地止，为一个步行周期。一个步行周期又分为 2 个时相，即支撑相和摆动相。足跟接地即进入支撑相，足趾离地进入摆动相，支撑相占步行周期的 60%，摆动相占步行周期的 40%。

1. 支撑相

（1）首次着地：步行周期和支撑相的起始点，指足跟或足底的其他部位第一次与地面接触的瞬间。正常人行走时的首次着地方式为足跟着地，不同的病理步态中，首次着地方式表现各异。

（2）承重反应：指足跟着地后至足底与地面全面接触瞬间的一段时间，即一侧足跟着地后至对侧下肢足趾离地时，是重心由足跟转移至足底的过程。由于此时双足均在地面,故称之为双支撑相,双支撑相的时间与步行速度成反比,跑步时双支撑相消失,表现为双足腾空。

(3)支撑相中期:指从对侧下肢离地至躯干位于该侧(支撑)腿正上方时,为单腿支撑期,此时重心位于支撑面正上方。

(4)支撑相末期:为单腿支撑期,指从支撑腿足跟离地时到对侧下肢足跟着地。

(5)摆动前期:指从对侧下肢足跟着地到支撑腿足趾离地之前的一段时间,为第2个双支撑期。

2. 摆动相

(1)摆动相初期:从支撑腿离地至该腿膝关节达到最大屈曲时,此阶段主要目的是使足底离开地面,以确保下肢向前摆动时足趾不为地面所绊。

(2)摆动相中期:从膝关节最大屈曲摆动到小腿与地面垂直时,保持足与地面间的距离是该期的主要目的。

(3)摆动相末期:指与地面垂直的小腿向前摆动至该侧足跟再次着地之前。该期的小腿向前摆的速度减慢并调整足的位置,为进入下一个步行周期做准备。

二、步态分析的方法

1. 定性分析法　步态的定性分析是评定人员以目测观察患者的行走过程,通过与正常步态的对比并结合病理步态的特点从而做出步态分析的定性结论,定性分析法主要根据目测对患者的步态做出判断,其准确性和可靠性与评定人员技术水平和临床经验有直接关系,但因该法具有快捷、方便、省时等优点并且不需要价格昂贵的设备,故目前仍然是步态分析中最常用的办法。

2. 定量分析方式　步态的定量分析是评定者借助器械或专门设备对步态进行运动学和动力学的分析。运动学分析是对患者步行时肢体运动的时空参数和关节运动模式进行分析判断的方法。动力学分析是指步行时作用力,反作用力的强度,方向和时间进行分析的方法,通过动力学分析可以揭示特异性步态形成或产生的原因,随着科技不断进步以及医学的发展,动力学分析在临床中的应用已越来越受到重视和推广。

三、常见的病理步态

1. 肢体不等长　可出现短腿步态,如一腿短缩超过3 cm,患肢在行走支撑时可见同侧骨盆及肩下沉,故又称斜肩步,摆动时相有代偿性足下垂。

2. 关节强直步态　下肢各关节挛缩、强直时可发生异常步态,如髋关节屈曲挛缩时引起代偿性骨盆前倾,腰椎过伸,步幅缩短。膝屈曲挛缩30°以上时可出现短腿步态。膝伸直挛缩时,摆动时相下肢外展或同侧骨盆上提,以防止足趾拖地。踝趾挛缩时足跟不能着地,摆动时相以增加髋及膝屈曲度来代偿,状如跨栏,故称跨栏步。此时患肢支撑期常有过度伸直,引起膝反屈。

3. 关节不稳步态　如双侧先天髋脱位步行时,左右摇晃如鸭步。

4. 疼痛步态　当各种原因引起患肢负重疼痛时,患者尽量缩短患肢的支撑期,使对侧摆动腿呈跳跃式快速前进,步幅缩短,又称短促步。

5. 肌肉软弱步态

(1)胫前肌步态:胫前肌无力时足下垂摆动期增加髋及膝屈曲度以防足趾拖地,形成跨栏步。

(2)小腿三头肌步态:小腿三头肌软弱时,支撑后期患侧髋下垂,身体前推进减慢。

(3)股四头肌步态:当股四头肌无力时,在患侧支撑期不能主动维持稳定的伸膝,或患者使身体前倾,让重力线在膝前方通过,从而使膝被动伸直,此时髋微屈可加强臀肌和股后肌群的张力,使股骨下端后摆,帮助被动伸膝。在支撑早期,利用膝的持续过伸作为一种代偿性稳定机制,常导致膝反屈,如同时有伸髋肌无力,则患者需要用手按压大腿使膝伸直。

(4)臀大肌步态:伸髋肌软弱时,患者常使躯干用力后仰,使重力线通过髋关节后方以维持被动伸髋,并控制躯干的惯性向前运动,形成仰胸凸肚的姿态。

(5)臀中肌步态:髋外展肌软弱时不能维持髋的侧向稳定。故患者在支撑期使身体向侧弯,使重力线在髋关节外侧通过,以便依靠内收肌来维持稳定,同时防止对侧髋部下沉,并带动对侧下肢提起及摆动。两侧髋外展肌肉损害,步行时双下肢左右摇摆,状如鸭子,又称鸭步。

6. 肌痉挛步态

(1)偏瘫步态:常有患足下垂,内翻,下肢外旋或内旋,膝不能放松、屈曲。为了避免足部拖地,摆动期常使患肢沿弧线往外侧回旋向前,又称回旋步。上臂常呈屈曲、内收。

(2)剪刀步:又称交叉步,多见于脑瘫及高位截瘫患者,因内收肌痉挛,步行时两髋内收,两下肢交叉,不能步行,或双膝相互摩擦跳跃,步态不稳。

7. 其他中枢神经系统损害步态

(1)小脑性共济失调:步行摇晃不稳定,状如醉汉,故称酩酊步态。

(2)帕金森病或基底节病变:步态短而快,有阵发性加速,不能随意立停或转向,手臂摆动缩小或停止,称前冲步态或慌张步态。

8. 奇异步态　不能用已知步态解释者应考虑是否为癔症性步态,其特点是动作表现不一贯,有时用更慢、更费力的方式完成步行动作,与肌力检查不一致。

第五节　平衡训练

平衡训练见图 5-11。

(一)基本概念

1. 平衡　是指人体所处的一种稳定状态。平衡的能力是人体不论处在何种位置、运动或受到外力作用时,能自动地调整并维持姿势的能力。

2. 支撑面　指人体在各种体位下所接触的平面。支撑面越大、稳定性越好,越容易维持平衡;反之,亦然。

3. 稳定极限　是指在人体不失去平衡的情况下,重心在支撑点上方摆动时所达到的最大角度,其大小取决于支撑面的大小、质地的硬度及平整度。

(二)维持平衡的生理机制

1. 躯干感觉系统　在维持人体平衡的过程中,与支撑面相接触的皮肤的触觉、压觉

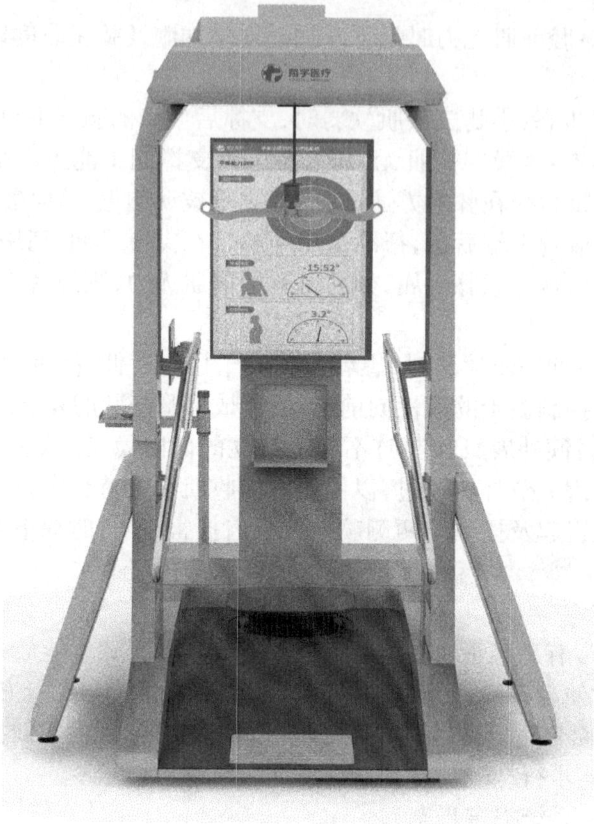

图5-11 减重平衡评估训练系统

感受器向大脑皮质传递有关体重分布的情况和身体重心的位置；分布于肌肉、关节、肌腱等处的本体感受器收集支撑面变化的信息，经深感觉传导通路向上传递。平衡功能正常的人站立时，足底皮肤的感觉和踝部的本体感觉输入对平衡的维持起主导作用。

2. 视觉系统　视网膜所收集到的信息经过视觉通路传至视中枢，提供了身体周围信息及自身的运动情况。在视觉环境静止的情况下，视觉能够准确地感受环境中物体的运动以及眼睛和头部的视空间定位。

3. 前庭系统　前庭系统是维持人体平衡功能的一个很重要的器官，前庭可以感受到人体位置的三维变化，可以随时调整人身体的姿势，达到身体平衡。

（三）平衡的种类

1. 静态平衡　是指人体在无外力的作用下，保持某一静态姿势，自身能控制及调整身体平衡的能力，主要依赖于肌肉的等长收缩及关节两侧肌肉协同收缩来完成，如手膝位的跪立训练。

2. 动态平衡　在外力作用于人体或身体原有的平衡被破坏后，人体需要不断地调整自己的姿势来维持新的平衡的一种能力，主要依赖于肌肉的等张收缩来完成，如平衡板上的站立训练。

(四)适应证与禁忌证

1. 适应证　主要适用于因神经系统或前庭器官病变引起的平衡功能障碍患者。

2. 禁忌证　中枢性瘫痪伴有重度痉挛的患者;精神紧张导致痉挛加重的患者;意识障碍不合作的患者;此外,对伴有高血压病、冠心病的患者,要在治疗师的监督下进行训练。

(五)平衡训练的基本原则

1. 安全原则。

2. 循序渐进原则　①支撑面由大到小,身体重心由低到高;②稳定极限由大到小;③从静态平衡到动态平衡。

(六)训练方法

平衡训练要系统有序地进行,即按照由坐位平衡训练到手膝位平衡,然后是跪位训练,最后到立位平衡。

1. 坐位平衡训练　包括长坐位平衡训练和端坐位平衡训练,前者多适用于截瘫患者,后者多适用于偏瘫患者。

(1)长坐位平衡训练

1)静态平衡训练:①治疗师于患者的后方,辅助患者保持静态平衡,并逐渐减少辅助力量;②治疗师于患者的前方,通过握持患者的双手来协助患者保持坐位平衡;③患者通过抓握自己的大腿来保持坐位平衡。

2)自动态平衡训练:①患者取长坐位,指示患者躯干向左右侧屈,前屈和后伸,左右旋转,并恢复到中立位;②治疗师位于患者的对面,指示患者用手碰治疗师手中的物体。

3)他动态平衡训练:患者于治疗床上取长坐位,治疗师向侧方或前、后方推动患者,使患者躯干离开原来的起始位,打破静态平衡训练。

(2)端坐位平衡训练:偏瘫患者多采用。由于脑卒中的偏瘫患者多年老体弱,突然由卧位坐起,很容易发生直立性低血压,随即出现头晕、恶心、面色苍白、出冷汗、心动过速、脉搏变弱等,严重者甚至导致休克。为预防突然变化造成的反应,可先进行坐起的适应性训练。将床头摇起30°,并维持15～30 min,如此反复逐渐将床头摇至90°。如患者出现头晕、心率加快、面色苍白和出冷汗等表现应立即将床摇平。①患者端坐床边,健侧靠床栏杆并将健手抓握栏杆;②患者依靠健手支撑床面保持坐位平衡;③患者两手放置在大腿上保持独坐平衡;第四,患者坐于治疗床边,指示患者躯干向左右侧屈、前屈和后伸,或左右旋转,并恢复到中立坐位,治疗师位于患者的不同方向,指示患者用健手触碰治疗师手中的物体。此外,患者也可坐于平衡板或巴氏球上进行平衡训练。

2. 手膝位平衡训练　主要适用于运动失调症、帕金森病等协调功能障碍的患者。首先,患者处于膝手位,在能保持静态姿势平衡的情况下,指示患者进行身体前后及左右的移动;然后,指示患者将一侧上肢或一侧下肢抬起;随着稳定性的加强,再将一侧上肢和另一侧下肢同时抬起并保持姿势的稳定,以增加训练的难度。

3. 跪位平衡训练　首先,患者呈双膝跪位,治疗师辅助患者维持此体位的平衡;其次,当患者能够独立保持双膝跪位平衡后,可指示进行身体重心的前后及左右移动训练;最后,再从单膝跪位进一步发展到立位训练。

4. 立位平衡训练

(1)静态平衡训练：辅助站立训练由治疗师辅助，借助于肋木、助行架、手杖或腋杖等，也可在平行杠内进行。

(2)自动态平衡训练：①足不动，身体交替向各个方向活动；②左右侧下肢交替负重；③伸手够不同处的物体；④从不同的角度向患者进行抛接球训练；⑤伸手够取需弯腰的物体。

(3)他动态平衡训练：①地面训练，患者站在平地上，双足分开较大的距离，治疗师站于患者旁边，向不同方向推动患者，可逐渐增加推动的力度和幅度，减小两足的距离直至并足，乃至单足站立；②垫上训练，方法同地面；③变化不同的活动支撑面，如平衡板或室外等。

第六节 协调训练

协调训练是指恢复平稳、准确、高效的运动能力的锻炼方法，即利用残存部分的感觉系统以及视觉、听觉和触觉来促进随意运动的控制能力，协调运动的产生需要有功能完整的深感觉、前庭、小脑和锥体外系的参与，其中小脑对协调运动起着重要的作用，每当大脑皮质发出随意运动的命令时，小脑便产生了制动作用。当大脑和小脑发生病变时，四肢协调动作和行走时的身体平衡发生障碍，此种协调功能障碍又可称为共济失调。协调的原理是让患者在意识控制下，训练其在神经系统中形成预编程序，自动的、多块肌肉协调运动的记忆印迹，从而使患者能够随意再现多块肌肉协调、主动运动形式的能力。通过控制和协调能力训练，形成感觉印象和运动程序，存储于大脑中，进而产生动作。通过重复的动作学习，学会并存储这种过程。适应证为深部感觉障碍，小脑性、前庭迷路性和大脑性运动失调，震颤性麻痹，运动系统损伤，因不随意运动所致的协调运动障碍。禁忌证为严重认知损害不能理解训练目的和技能者，骨折、脱位未愈者，严重疼痛或肌力、肌张力异常者，疾病的急性期或亚急性期，有急性炎症存在，心功能不全或失代偿者。一般不需要特殊的仪器设备。要向患者说明治疗目的、方法和注意事项，以充分取得患者的配合。

(一)训练方法

1. 种类　上肢、下肢、躯干分别在卧位、坐位、站立位、步行和增加负荷的步行的过程中训练。

2. 步骤

(1)无论症状轻重，患者均应从卧位训练开始，待熟练后再在坐位、站立位、步行中进行训练。

(2)从简单的单侧动作开始，逐步过渡到比较复杂的动作。最初几天的简单运动为上肢、下肢和头部单一轴心方向的运动，然后逐渐过渡到多轴心方向；复杂的动作包括双侧上肢(或下肢)同时动作、上下肢同时动作、上下肢交替动作、两侧肢体做互不相关的动作等。

(3)可先做容易完成的大范围、快速的动作，熟练后再做小范围、缓慢动作的训练。

(4)上肢和手的协调训练应从动作的正确性、反应速度快慢、动作节律性等方面进行;下肢协调训练主要采用下肢各方向的运动和各种正确的行走步态训练。

(5)先睁眼训练,后闭眼训练。

(6)两侧轻重不等的残疾者,先从轻侧开始;两侧残疾程度相同者,原则上先从右侧开始。

(7)每一动作重复3~4次。

(二)注意事项

1. 训练完成后要用与训练相等的时间进行休息。

2. 所有训练要在可动范围内进行,并应注意保护。

第七节　有氧训练

有氧训练是全身耐力训练,其能量来源于体内葡萄糖和脂肪,且能量的获得是通过有氧代谢途径进行的,因此全身耐力训练又被称为有氧训练。决定身体耐力状况的主要因素有:①心肺功能,即机体呼吸器官摄取氧、血液结合氧、心血管运输氧的能力;②骨骼肌功能,即肌肉利用氧的能力。

(一)有关名词

1. 耐力　人体基本素质之一,是指持续进行工作或运动的能力,即机体抵抗疲劳的能力。其相当于运动强度与时间或重复次数的乘积。耐力包括有氧耐力、力量耐力、速度耐力和专门耐力。通常所说的耐力训练,一般指有氧运动或有氧耐力训练。

2. 有氧训练　指采用中等强度、大肌群参与、反复进行的、周期性的动力性运动,是提高机体氧化代谢能力的锻炼方式。广泛应用于各种心血管疾病康复、各种功能障碍者和慢性病患者的全身运动能力训练以及中老年人的健身锻炼。常用方式有步行、健身跑、游泳、骑车、登山等。

3. 健康及强健　一个为保障机体能力和生活需要而提高能量储备时,反映心肺功能水平的常用名词。这种水平是需要通过运动锻炼才能达到的,受年龄、性别、遗传、活动习惯和患病状况影响。

4. 适应　在经过长时间耐力运动训练后所出现的功能变化,能较好完成做功而较少发生疲劳。

5. 健化　指通过运动训练后所能增强的能力容量。健化水平依赖足够强度、时间和频率的运动。因健化而出现机体的适应性则反映个体的耐力水平。

6. 失健　指长期不动、少动或卧床休息所致的功能逐步退变。实际上包括2种含义:①经过健化运动而提高的功能发生退化;②原有的心肺功能发生退化。

(二)有氧训练作用原理

通过反复进行的以有氧代谢为主的运动,产生肌肉、心肺、神经适应,提高全身耐力性运动能力,提高心肺功能,改善机体代谢。

1. 心血管适应　①心室壁增厚、心肌收缩能力提高;②心腔扩大、舒张末期容积增加;③射血分数提高、心脏每搏量增加,心输出量增加;④同一运动强度下,心率减慢,心肌耗氧水平下降(两项乘积 RPP);⑤心肌侧支循环的建立,心肌缺血阈提高。

2. 肺功能的适应 ①通气量增加;②气体交换能力增强;③残气量减少。

3. 肌肉的适应 ①骨骼肌毛细血管数目增多,毛细血管疏密/肌纤维比增加;②肌细胞内肌红蛋白数量增加;③线粒体数目和体积增大,线粒体内氧化酶增多,活性提高;④吸氧能力增加,动静脉氧差增加,无氧阈提高。

4. 神经适应 ①交感神经兴奋性下降,心率减慢,心肌耗氧下降;②血儿茶酚胺浓度降低,缓解小血管痉挛,降低外周阻力,血压降低。

(三)适应证与禁忌证

1. 适应证 ①心血管疾病:冠心病、高血压、心脏移植术后、冠状动脉腔内扩张成型术后、冠状动脉搭桥术后等。②慢性呼吸系统疾病:慢性阻塞性肺疾病和慢性支气管炎、肺气肿、哮喘(非发作状态)、胸腔手术后。③代谢性疾病:糖尿病、单纯性肥胖症、代谢综合征等。④其他:长期缺乏体力活动及长期卧床恢复期、慢性疲劳综合征、慢性疼痛综合征、中老年人的健身锻炼。

2. 禁忌证 ①各种疾病急性发作期或进展期;②心血管功能不稳定;③严重骨质疏松,活动时有骨折的危险;④肢体功能障碍而不能完成预定运动强度和运动量;⑤主观不合作或不能理解运动,精神疾病发作期间或严重神经症;⑥感知、认知功能障碍。

(四)常用仪器设备

有氧训练根据运动方式而选择设备,跑步、步行不依赖任何设备就可进行。而在实验室条件下,可选择的设备有活动平板、功率自行车、心电监测和心电遥测等。

(五)运动处方

为增强体质,提高心、肺代谢功能以及神经肌肉、内分泌功能,促进机体健化及适应性变化,而对所采取运动训练的方式、强度、时间、频率和注意事项、目的等内容进行科学、全面的制定,并以书面形式记录的运动或康复治疗计划,以保证运动康复治疗的有效性和安全性。

运动方式、运动强度(运动量)、运动时间及频率、运动注意事项为运动处方 4 要素。

1. 常用耐力运动方式 大肌群的运动,如步行、健身跑、游泳、骑自行车、划船、跳绳、跳舞等。中国传统运动方式,如练太极拳、太极剑及各种练功法。

2. 运动强度的选择 运动处方的核心,选择原则强调个体化、安全性。

3. 运动训练时间 在一定范围内,运动总量=时间×运动强度。除去准备活动和整理活动外,靶强度的运动时间为 15 ~40 min。1 次训练效应维持时间为 2 ~3 d,因此每周至少运动训练 2 ~3 次。但由于患者通常每次运动强度不足或运动时间不足,提倡坚持每天运动为宜,或每周运动 5 次。下肢骨关节疾病患者,可隔天 1 次。4 ~8 周为基本疗程。运动效应只能维持一段时间,不运动 2 周后就退缩。提倡长期坚持最佳。

4. 运动程序安排 运动和内脏调节适应能力之间存在一定的时间延后间隔,即自主神经系统支配的心肺功能不能随肌肉运动的开始而很快适应。通常将 1 次运动分为 3 部分。

(1)预备活动:是逐渐增加运动强度的过程,可提高肌肉温度和心肺功能,减少肌肉损伤和心肌缺血。活动时间 5 ~10 min,方式有全身柔软体操、牵伸肌群练习、呼吸练习和慢跑等。一般要求心率增加不超过 20 次/min。

(2)训练运动:运动训练核心部分,训练方法有以下几种。

1)持续训练法:快走、健身跑、骑自行车等,强度宜偏小,在 60% ~75% VO_2 max,完成运动后有劳累感,适用于健康人或经一定时间训练后的患者。

2)间断训练法:运动中予以休息,缓解运动的应激刺激。时间上运动∶休息=1∶1 或 1∶1.5,强度可适当提高(75% ~80% VO_2 max),但累计达到靶心率的时间不应小于 10 ~15 min。适用于心脏病患者。

3)循环训练法:由不同运动方式组成,通常是大肌群、小肌群、动力性运动、静力性运动交替进行。同时提高有氧能力和无氧能力。内容丰富,患者易于接受。强度同持续训练法。

4)循环-间断训练法:循环和间断训练相结合,提高兴趣,又有间断休息,运动强度不至于太大。靶强度同间断法。

(3)放松活动:运动后不立即停止运动,而做一些轻松的整理、放松活动,保持良好的静脉回流,维持一定心输出量,防止直立性低血压或诱发心血管意外。方法有体操、散步、自我按摩等,时间 5 ~10 min。

5. 制定运动处方的程序　①确定患者每周预计锻炼的总量(700 ~2 000 kcal,1 kcal =4.18 kJ);②确定训练频率或每周锻炼次数;③将每周锻炼总量(热卡)分解到每次锻炼中去;④将每次锻炼量换算为 METs,公式:METs=热量×200÷3.5÷体重(kg);⑤确定靶强度;⑥根据靶强度确定患者准备运动、训练运动和整理运动方式;⑦将每次锻炼总 METs 值分解到各种预定的运动量(运动 METs 值与运动时间乘积);⑧根据患者情况确定个性化训练注意事项。

6. 合理运动量判断　长期坚持,同时防止超负荷,运动强度随个人状态、环境、条件不同而不同,所以应随时观察运动处方中制定的运动强度的合理性。常用判断指标为运动强度和运动量。

出现不能完成运动,活动时因气喘而不能自由交谈,运动后无力或恶心,提示运动强度过大。持续性疲劳,运动当日失眠,运动后持续性关节酸痛,运动次日清晨安静心率明显变快或变慢,或感觉不适,提示运动量过大。

(六)常用有氧训练方法

1. 步行　最常用的方式。其特点是容易控制运动强度、运动量,训练方法简单易学,运动损伤少。广泛适用于手术后早期下床和年老体弱、重病初愈的患者,康复治疗的准备活动和治疗后整体活动,代谢性疾病、心血管疾病和神经系统康复治疗。

2. 健身跑　是指达到健身目的的慢跑活动。关键在于制定运动强度,因为其运动强度偏大,适合体质较好的患者。跑步时要求全身放松,呼吸均匀,先足后跟,后前脚掌着地。由于健身跑属于高损伤运动,易发生骨关节并发症,老年人、关节病变、肥胖者慎用。

3. 骑车　分固定功率车和室外自行车。固定功率车测心电图、血压容易,安全性好,负荷易掌握和控制,但较单调,趣味性差。室外自行车趣味性高,但易受外界影响和干扰,发生意外或损伤概率较高。骑车在转速 40 ~60 圈/min 时机械效率最高,且保持一定阻力。

4. 游泳　很好的有氧训练方式。主要适用于肥胖、骨关节疾病和脊柱病患者的锻炼。运动时水的浮力对皮肤、肌肉和关节有安抚作用,对关节和脊柱没有任何重力,有利于骨关节疾病和脊柱病患者的锻炼,运动损伤很少。由于水对胸腔的压力,有助于增强心肺功能。水温一般低于体温,运动时体温的散发高于陆上运动,有助于肥胖患者消耗额外的能量。另外温水还有良好的解痉、按摩作用。游泳时运动强度变异较大,要特别注意观察患者反应,运动前应在陆地上有充分的准备活动。

(七)注意事项

因人而异,循序渐进,持之以恒地了解训练前状态,训练时、训练后反应,训练环境情况。

1. 身体检查　心血管功能检查、心电运动试验、运动器官检查、一般情况、关节、下肢长度。

2. 坚持康复治疗的一般原则,有氧训练和规律生活习惯相结合,强化运动训练效果。

3. 防止发生运动损伤,保证充分的准备和结束活动,根据体能、年龄选择运动方式。40 岁以上避免高危性运动。

4. 制订合理的运动处方,按运动处方实施,防止超负荷,急于求成。

5. 注意心血管反应　应首先确定患者的心血管功能状态,40 岁以上者特别需要进行心电运动试验等检查,以保证运动时不要超过心血管系统的承受能力。注意心血管用药与运动反应之间的关系,使用血管活性药物时要注意对靶心率的影响。

第八节　神经发育疗法

一、本体感觉神经肌肉促进疗法概述

本体感觉神经肌肉促进疗法(proprioceptive neuromuscular facilitation,PNF)以神经生理学和神经发育学为理论基础,促进中枢性瘫痪患者神经肌肉功能的恢复,即促进软弱的肌肉和抑制过度兴奋的肌肉,恢复肌肉随意协调收缩的能力。

肌肉、肌腱、关节等运动器官本身在不同状态时产生的感觉位置较深,又称深部感觉。PNF 技术通过刺激人体的本体感受器,激活和募集最大数量的运动肌纤维参与活动,促进瘫痪肌肉产生收缩;同时调整感觉神经的异常兴奋性,改变肌肉的张力,缓解肌痉挛,使之以正常的运动方式进行活动的一种康复训练的方法。

PNF 由美国神经生理学家,内科医师 Herman Kabat 博士于 20 世纪 40 年代创立,并首先在脊髓灰质炎患者的康复治疗中使用。半个世纪以来,PNF 不断得到发展和完善,已经成为多种神经肌肉系统疾病的有效的康复治疗手段。目前,广泛应用于欧美、日本等康复医学发达的国家,成为康复治疗师的基本治疗手段之一。我国一些大型的康复医疗机构和康复中心,把 PNF 技术应用于治疗偏瘫、截瘫和肢体功能训练上,但还没有得到普及。

【理论基础】

PNF 技术以发育学和神经生理学原理为理论基础,强调整体运动而不是单一肌肉的

活动,其特征是躯干和肢体的螺旋和对角线助动、主动和抗阻运动,类似于日常生活的功能活动。下面从发育学和神经生理学 2 个方面介绍一下 PNF 所遵循的理论基础。

1. 发育学方面的理论基础

(1)每个人都有发育和再发育的潜能。治疗时,利用患者较有力的运动模式来增强其无力或较弱的运动模式。例如,在给截瘫患者行俯卧位下训练屈膝的时候,开始阶段,当肌力不是很好的情况下,往往通过曲髋才能做到屈膝。这时,根据较有力带动无力的模式,没必要去抑制该代偿,当患者力量恢复到一定阶段,再去抑制这个代偿。

(2)正常运动是由头向足或由近端向远端发展的。治疗时,首先要发展头和颈的运动,其次是躯干,最后是四肢。在四肢应先发展近端运动,再逐渐发展远端运动。例如,在发展手的精细运动之前,要先发展颈、躯干和肩胛带的功能。

(3)运动功能的发育具有周期性倾向,屈肌优势和伸肌优势可以转换,并且两者之间可以相互影响。治疗时,可利用这一原理,在屈肌优势时选择刺激伸肌的方法,在伸肌优势时刺激屈肌的方法。例如,偏瘫患者上肢多以屈肌占优势,应以训练伸肌为主,下肢多以伸肌占优势,则以训练伸肌为主。

(4)运动取决于主动肌与拮抗肌之间的协同作用。要维持良好的姿势需要两者之间不断的平衡,若没有拮抗肌的平衡,运动质量就会下降,因此,取得拮抗肌的平衡是 PNF 的主要目标之一。例如,对于偏瘫手部的屈肌痉挛,治疗时必须首先考虑抑制屈肌,刺激伸肌。

(5)正常运动功能的发育有一定的顺序。虽然运动功能的发育是按照一定的顺序进行的,但不是每一个过程都必须经过,可以跳跃。治疗时,患者并非必须在熟练地掌握了一种运动技能之后才能开始学习另一种高级的运动技能,而是要考虑患者正常的整体运动模式是否允许。例如,偏瘫患者站位平衡一级的时候,可以训练步行,可利用减重平衡步行治疗仪。

(6)运动功能的改善取决于运动的学习,不断的刺激和重复的活动可促进运动的学习和巩固所学的技能,患者需要频繁的刺激和训练的机会,以便巩固所学过的运动技能。提倡在治疗过程中运用多种刺激促进患者运动的学习和掌握,如言语、视觉和适当的环境等,这是 PNF 的特征之一。这些理论不仅是 PNF 方面的理论基础,更是我们在给患者做治疗方面的一些指导思想,我们在给患者做治疗的过程,应该都会涉及。

2. 神经生理学方面的理论基础

(1)交互神经支配:主动肌兴奋的同时伴随着拮抗肌的抑制。当主动肌收缩的时候,肌梭的纤维将兴奋信息传送到运动神经元,同时将抑制信息传送到拮抗肌。在人体的协调活动中交互神经支配是必要的组成部分。

(2)连续性诱导:在主动肌强烈兴奋过后可以引起拮抗肌的兴奋。治疗时可以通过拮抗肌的收缩促进另一个运动模式的展开。例如,患者在做伸肘的过程中给予阻力,到关节活动的末端嘱患者连贯且不间断地做伸肘的动作,相对来说,患者容易做到一些,这就是应用了连续性诱导的原理。

(3)扩散和强化:扩散是指肌肉组织受到刺激后所产生的反应扩散至其他肌肉组织的现象。此种反应可以诱发或抑制肌肉的收缩和动作模式的出现。强化是通过对较强肌肉活动阻力的施加，使其所产生反应的强度增加或影响范围扩大。例如，通过对双侧髋关节屈曲施加阻力，引起腹部肌肉产生收缩等。

(4)后续效应：停止刺激后，其反应仍会持续。随着刺激强度及时间的增加，延续的作用也随之增加。例如，嘱患者握哑铃做屈肘静力收缩，当经过一段时间的锻炼后，患者肌力的增加就是后续效应的结果，当给患者哑铃重量的增加，或者握哑铃的时间延长，患者肌力增加的效果更加明显，这也是后续效应的结果。

(5)时间总和：在特定的时间内，连续阈下刺激的总和造成神经肌肉的兴奋。

(6)空间总和：同时在身体的不同部位给予阈下刺激，这些刺激可以相互加强引起神经肌肉的兴奋。阈刺激是指最低引起神经肌肉兴奋的值，阈下刺激就是不足以引起神经肌肉兴奋的刺激。较大运动时间总和和空间总和可以相互结合。

【基本技术】

1. 手法接触　在进行治疗时，最好能够直接接触患者的皮肤，以便更好地刺激本体感受器，治疗师手的方向与患者肢体的方向相反，通过压力的方向引导动作的进行。在PNF治疗中，几乎所有的动作都要求治疗师保持蚓状握法，所谓蚓状握法，就是当蚓状肌收缩的时候，掌指关节屈曲，近端、远端指间关节伸展，保持这种手形能为治疗师控制运动提供良好的作用，并且不会因为挤压而造成患者的疼痛。

2. 阻力　大多数PNF技术都是从阻力的疗效中发展起来的。在肌肉收缩时，给予阻力，肌肉对大脑皮质的刺激增加，由抗阻产生的主动的肌肉紧张是最有效的本体感觉刺激，而且还可以通过本体反射影响同一关节和相邻关节的协同肌的反应。PNF强调“最大阻力”，但要从患者的实际情况出发，“最大阻力”应该是患者能接受的，可平稳移动或维持等长收缩的最大阻力，不要因为阻力过大完不成动作，使患者丧失信心。而对某些患者来说，可能仅仅是一些轻微的接触。

3. 牵张　肌肉被拉长时会自动产生牵张刺激，该刺激又反过来促进被拉长的肌肉、同一关节的协同肌和其他有关的肌肉收缩。牵张刺激可用于激发自主运动，增强较弱肌肉收缩的力量和反应速度，同时有利于姿势的控制。在实际操作中，治疗师对牵拉后肌肉产生的收缩给予一定的阻力，这样可以进一步提高疗效。

4. 牵引和挤压　牵引是使躯干或四肢被拉长，通过牵引，能够激活关节感受器，关节周围的肌群被拉长，可引起牵张刺激。一般牵引主要用于关节的屈曲及抗重力的运动。挤压是通过对躯干或四肢关节的推挤，使关节面接近，关节间隙变窄，通过挤压，关节部分感受器受到刺激，从而引起肌肉收缩。另外，挤压使关节间隙变小，有利于提高关节的稳定性，其主要应用于下肢的伸展模式，提高肌肉的抗重力运动。

5. 时序　时序是指运动发生的先后次序。一方面正常的运动的发育遵循着一定的顺序(由头向足，由近端到远端)，运动控制能力也遵循着一定的顺序(即可动性、稳定性、控制性、技巧性)；另一方面，日常的功能活动也有一个平滑的过程以及身体各部协调运动的顺序。PNF技术中的顺序的含义除了包含上述内容以外，还预示着治疗师在实际操作中，依据患者的具体情况，诱发或者抑制身体各部进行活动的次序。一般先由肢体较强部位的活动开始，之后把其产生的效应逐渐扩散到弱的部位。

6. 视觉刺激　治疗时，治疗师要告诉患者注视运动侧肢体的远端，通过视觉刺激来帮助患者控制肢体的位置和运动,提高注意力,还可以通过变换患者颈的位置利于动作的完成,带动躯干的肌肉收缩。

7. 口令与交流　口令是治疗师和患者沟通的直接方式,告诉患者做什么,发力的时机、大小和方向,要求语言简单易懂,治疗师在给患者做治疗的过程中,在适当的时候发出口令,可刺激患者的主动运动,提高动作完成的质量。

【运动模式】

1. PNF 的运动模式是在 3 个层面同时发生的组合运动模式,即在矢状面实施肢体的屈曲和伸展,在冠状面肢体的外展和内收,在横断面实施肢体的旋转。因此,可称为"螺旋对角交叉"模式,由于有交叉运动成分,其活动必须跨越人体的中线,从而促进了身体两侧的相互影响和认知。"螺旋对角交叉"运动模式与日常生活动作中最主要的动作模式最为符合,在大脑皮质中也最为熟悉,是最易巩固的运动模式,所以,对于患者康复也是最为有效的。(注:运动模式强调"旋转",因为"旋转"是正常发育的最后部分和最高形式)

2. PNF 模式是根据肢体近端关节的运动命名的,分为 D1 模式和 D2 模式,每一个对角线又由 2 个互为拮抗的运动模式所组成,并以近端关节的运动命名,对四肢来说,每个肢体总共就有 D1 屈曲、D1 伸展、D2 屈曲、D2 伸展。例如,上肢肩屈曲-内收-外旋(为 D1 屈曲),拮抗肌模式肩伸展-外展-内旋模式(即上肢 D1 伸展),肩屈曲-外展-外旋模式(即上肢 D2 屈曲),其拮抗肌模式肩伸展-内收-内旋模式(即上肢 D2 伸展)。(注:大写字母 D,代表 diagonal,是对角线的意思。)

3. PNF 模式对于肢体近端和远端关节的位置有严格的要求,因为只有这样,肌肉的收缩才能最为有效,而对中间关节则无特别的规定,屈伸均可。例如,指屈曲、腕屈曲、前臂旋后是肩屈曲-内收-外旋模式中必要的组成成分,而对肘关节则既可以伸展或屈曲,也可以任意维持在某个位置。

4. PNF 模式正常运动的节律如下。①远端部分(手、腕和足、踝)首先通过全范围运动并维持相应位置;②紧接着肢体其他部分平衡的运动并完成整个活动;③旋转是运动的关键,应始终给予抗阻。

【临床应用】

1. 适应证　适用于多种神经疾患。脑卒中后偏瘫、脑瘫、脑外伤、脊髓损伤、脊髓灰质炎等。

2. 禁忌证　伤口和手术刚缝合的部位,皮肤感觉缺乏的部位,听力障碍的患者,对命令不能准确反应的婴幼儿患者,无意识的患者,骨质疏松症的患者,血压非常不稳定的患者,本体感觉障碍的部位。

【操作部分】

1. 基本模式

(1)肩胛带模式:与肩胛骨相关的肌肉参与控制和影响颈部和胸部的功能活动,另外上肢功能的行使也需要肩胛骨具有正常的运动和稳定性。因此,肩胛骨的训练对于颈、躯干和上肢的功能康复十分重要。包括前伸模式、后缩模式;前缩模式、后伸模式。

(2)骨盆模式:下肢躯干和下肢功能的行使需要骨盆具有正常的活动和稳定性,因此，要改善下部躯干和下肢的功能必须首先对骨盆训练。包括前伸模式、后缩模式；前缩模式、后伸模式。

（3）上肢模式：用于治疗肌无力、协调障碍、关节活动受限而引起的功能障碍，也可以通过抗阻对身体其他部分的肌肉产生扩散效应。包括上肢屈曲-内收-外旋模式（上肢D1 屈曲）、上肢伸展-外展-内旋模式（上肢 D1 伸展）、上肢屈曲-外展-外旋模式（上肢D2 屈曲）、上肢伸展-内收-内旋模式（上肢 D2 伸展）。

（4）下肢模式：用于治疗肌无力、协调障碍、关节活动受限而引起的功能障碍，也可以通过抗阻对身体其他部分的肌肉产生扩散效应。包括下肢屈曲-内收-外旋（下肢 D1 屈曲）、下肢伸展-外展-内旋（下肢 D1 伸展）、下肢屈曲-外展-内旋（下肢 D2 屈曲）、下肢伸展-内收-外旋（下肢 D2 伸展）。

2. 组合模式

（1）肩胛、骨盆的组合模式 1：肩胛前伸模式+骨盆后缩模式，促进躯干伸展、旋转。骨盆后缩模式可以促进步行时的支撑后期动作，加大步幅。

（2）肩胛、骨盆的组合模式 2：肩胛后缩模式+骨盆前伸模式，促进躯干屈曲、旋转。骨盆前伸模式可以促进步行时的摆动期动作，加大步幅。

（3）双侧上肢的 D2 屈曲模式：促进上肢的同时运动，扩张胸廓，促进上部背肌收缩，利于调节躯干伸展。当一侧上肢较弱时，可以通过健侧带动患侧运动。

（4）双侧上肢的 D2 伸展模式：促进上肢的同时运动，上部腹肌收缩。当一侧上肢较弱时，可以利用健侧带动患侧运动。

（5）健侧上肢 D2 伸展模式+对侧患侧下肢 D1 伸展模式：利用健侧上肢带动患侧下肢运动。

（6）侧卧位的下肢 D1 屈曲模式：由于处于抗重力位置，所以比较易于完成动作，促进下肢屈曲，针对偏瘫患者，促进屈肌收缩。

（7）侧卧位的下肢 D1 伸展模式：由于处于抗重力体位，动作难度较大。促进下肢伸展，提高下肢的支撑能力。

（8）下肢 D1 屈曲模式+骨盆前伸模式：促进躯干旋转，翻身动作。

（9）左下肢 D1 屈曲模式+右下肢 D2 屈曲模式：促进下部腹肌收缩，骨盆稳定，躯干旋转。

（10）左下肢 D1 伸展模式+右下肢 D2 伸展模式：促进下部背肌收缩，骨盆稳定。

（11）坐位时，双侧骨盆的前伸模式：促进完成坐位时的前方移动。

（12）坐位时，双侧肩胛前缩模式+前伸模式+后伸模式：促进完成由坐到站的训练。

（13）坐位时，上肢 D2 伸展模式：促进完成由坐到站的训练。

【总结】

PNF 技术以多肌群参与，多关节，多轴位运动为主，强调整体运动，而不是单一肌肉的活动，其特征是“螺旋对角线助动、主动、抗阻运动，类似于日常生活活动，PNF 在增强肌力的同时，完善肌肉活动的协调性和加强关节的稳定性是它突出的优势，效果在于不断提高患者的自主随意活动的能力。

二、Bobath 技术

Bobath 技术是由英国物理治疗师 Berta Bobath 和她的丈夫 Karel Bobath 根据英国神经学家 Jacrson 的“运动发育控制理论”，经过多年的康复治疗实践提出来的评定和治疗小儿脑瘫以及成人偏瘫的方法。这一技术被认为是 20 世纪中治疗神经系统疾患，特别是中枢神经系统损伤引起的运动障碍最有效的方法之一。主要采用抑制异常姿势，促进正常姿势的发育和恢复的方法治疗中枢神经损伤的患者，因此该方法又被称为通过反射抑制和促进而实现治疗目的的神经发育疗法。

【理论基础】

国际 Bobath 治疗指导协会（IBITA）指出：“Bobath 理论是针对中枢神经系统（CNS）损伤引起的功能、运动和姿势控制障碍的患者进行逐案评价与治疗的一种问题解决方法。治疗目标为通过治疗师与患者之间的沟通互动，以促进技术改善姿势控制与选择运动，最大限度引导出功能。”

【治疗原则】

1. 评价与治疗的一致性　治疗师要根据患者对于训练的不同反应及运动模式的变化等进行分析，不断地调整和修改治疗方案。

2. 强调学习运动的感觉　Bobath 认为运动的感觉可通过后天的反复学习和训练获得。进行重复的动作训练可促进患者获得正常运动的感觉，帮助患者学习并掌握动作。治疗师须根据患者的情况及存在的问题，设计训练活动，这些活动不仅诱发有目的性的反应，而且要充分考虑到是否可以为患者提供相同运动重复的机会。只有反复刺激和重复动作才可促进和巩固动作的学习。

3. 强调学习基本的运动模式　根据人体正常发育过程，抑制异常的运动模式，同时通过关键点的控制诱导患者逐步学会正常的运动模式，引出高级神经系统反应，如翻正反应、平衡反应等，逐渐体验正常的运动感觉，实现正常的活动。

4. 按照运动的发育顺序制订训练计划　训练计划必须和患者发育水平相对应。正常的运动发育是按照从头到脚、由近及远的顺序。运动发育顺序一般为仰卧位→翻身→侧卧位→肘支撑卧位→坐位→手膝跪位→双膝跪位→立位→行走。治疗中首先强调头颈的运动，然后是躯干，最后是四肢。

5. 训练时患者要主动参与、精力集中　在治疗中，患者要认真地体会正常的运动感觉，在治疗过程中睡觉、哭、兴奋、聊天、考虑与治疗无关的事情等都会使治疗失去意义。治疗师在治疗前向患者交代训练目的，要对周围环境进行周密设计，使患者全神贯注地治疗。

6. 将患者作为整体进行治疗训练　是要把患者视为一个整体。在治疗肢体运动功能障碍的同时，要鼓励患者积极参与，体验和掌握正常的运动感觉，并结合日常生活活动能力（ADL）进行训练。在训练偏瘫患者的下肢时，要注意抑制上肢痉挛的出现。

【基本技术】

Bobath 治疗技术对缓解痉挛、改善异常的运动模式和促进患者的主动运动等有明显的使用价值。常用的治疗技术包括以下几个方面。

1. 反射抑制模式　反射抑制模式(reflex inhibiting pattern,RIP)是专门针对抑制异常运动和异常姿势反射而设计的一些运动模式。针对偏瘫患者常见的痉挛模式,RIP 的方法如下。

(1)躯干抗痉挛模式:偏瘫患者患侧躯干肌常出现紧张,通过牵拉患侧躯干肌缓解该侧肌张力,矫正患者的姿势。患者健侧卧位,治疗师站于患者身后,两手分别扶住患者的肩部和髋部,做反方向的牵拉动作,在最大的牵拉范围内停留数秒,可缓解患侧躯干肌的痉挛。

(2)上下肢的抗痉挛模式:患侧肩外展、外旋,肘伸展,前臂旋后,腕、指伸展,拇指外展,可对抗上肢屈曲痉挛模式;患侧髋轻度屈曲、内收、内旋,膝屈曲,踝、趾背屈,可对抗下肢伸肌痉挛模式。

(3)肩的抗痉挛模式:由于肩胛周围肌肉的痉挛,导致肩胛带后撤、下沉,影响肩胛骨的正常活动度及患侧上肢的运动功能。使肩部向前上方伸展,可以达到缓解肩胛周围肌肉痉挛的目的。

(4)手的抗痉挛模式:在偏瘫患者的治疗中,手部常用的抗痉挛模式方法如下。①双手十指交叉相握,双手掌心相对,患侧拇指在上,称为 Bobath 握手;②腕关节、手指伸展,拇指外展,并处于负重位,可牵拉手部的长屈肌群。

应用 RIP 时的注意事项:①用力不能过度,要和患者的耐力相一致,达到松弛痉挛即可;②RIP 不要同时在各处进行,也不应从痉挛最明显的部位开始;③随着 RIP 的应用,应使患者能自己学会克服其异常的姿势和痉挛;④RIP 不应是静止的,应在几个部位上轮流进行或插入其他促进技术;⑤进行 RIP 时要注意充分运用头、肩胛、骨盆等关键点。

2. 促进正常姿势反射

(1)翻正反应的促进:翻正反应是当一种稳态(姿势)被打破时,身体重新排列获得新的稳态(姿势)的能力。包括头对身体的翻正、身体对身体的翻正、迷路性翻正和视觉性翻正等来促进自动反应。如仰卧位时,当头被旋转到一定程度时,身体会随之旋转直至达到侧卧或俯卧,即头对身体的翻正反应。翻正反应常用来进行翻身、转移和平衡训练。

(2)上肢保护性伸展反应的促进:保护性伸展反应是人体突然被外力推动而失去平衡时,为防止跌倒出现的四肢反应。自出生后 8 个月起向侧方、10 个月后向后方保护性伸出手,逐渐发育完善,一生中持续保持。一般适用于上肢的治疗,在各种体位下诱发上肢保护性伸展反应。①俯卧位上肢支持体重:从下方将患者抬起,或向后方拽肩胛带,慢慢地向侧方摇动,以此来诱发伸展上肢,并使其手负重;②四点爬位上肢支持体重;③端坐位上肢保护性伸展,包括前方、侧方和后方的保护性伸展。对端坐的患者,治疗师事先不告知,突然进行向前方、后方、侧方推动,使患者上肢伸展,以使身体维持平衡。

(3)平衡反应的促进训练:一般在肘支撑俯卧位、手膝位、跪立位和站立位进行。可以借助平衡板、体操球等器具进行训练。在训练中,治疗师从患者的前面、后面、侧面以及对角线的方向上进行适当力量的推、拉,每次的外力都要达到或接近失衡点。训练应在监护下进行,让患者有安全感,避免因紧张导致全身痉挛。

3. 关键点的控制

(1)关键点的定义:关键点或部位是指在调整姿势张力的同时可促进更正常姿势反

应及运动的身体部分。人体关键点包括躯干中心部关键点，即第9胸椎上下及其水平高度的胸廓所在面；近端关键点，即头颈部、肩胛带、上臂、骨盆、大腿等；远端关键点，即手、前臂、足小腿等。

(2)头部关键点的控制：包括屈、伸和旋转时关键点的控制。①前屈：全身屈曲模式占优势，抑制全身伸展模式，促进屈曲姿势和运动；②后伸：全身伸展模式占优势，抑制全身屈曲模式，促进伸展姿势和运动；③旋转：用于破坏全身性伸展和屈曲模式。但对痉挛性强、呈僵直性或间歇性的痉挛等重症病例不能直接控制头的运动，应利用其他关键点来控制头部的体位。

(3)躯干关键点的控制：胸骨柄中下段主要控制躯干的张力。躯干伸展，全身伸肌占优势，抑制全身性屈肌模式。躯干屈曲，全身呈屈曲位，会抑制全身性伸展模式和促进屈曲姿势、屈曲运动。躯干旋转，可以破坏全身性屈曲、伸展模式。具体操作方法：①患者坐位，治疗师在患者身后，用自己的胸腹部顶住患者的后背，两者间可放一软垫缓冲。治疗师双手叠放于患者，交替把患者向左右、上下缓慢拉动，做出"∞"柔和的弧形运动，重复数次，缓解躯干肌张力。②患者坐位，治疗师一手放在患者胸骨柄中下段，一手放在背部相应水平。操作时，让患者身体放松，前方手向后推做塌胸动作，后方手向前推做挺胸动作，两手一推一松，患者交替塌胸、挺胸，重复数次，可降低躯干肌张力。

(4)肩胛及上肢关键点的控制：保持肩胛带向前伸，全身屈曲模式占优势，能抑制头向后方过伸的全身伸展模式。诱导上肢伸展状态向前伸出，可促使肩胛带向前方突出。如果肩胛带处于回缩位，则全身伸展模式占优势，可以抑制因头前屈所致的全身屈曲模式，促进抗重力伸展活动。

(5)下肢及骨盆关键点控制：坐位骨盆后仰时，上半身屈曲占优势，下半身伸展占优势；坐位骨盆前倾时，上半身伸展占优势，下半身屈曲占优势。站立位前倾，全身屈曲模式；站立位后仰，全身伸展模式。

(6)远端关键点的控制：控制拇指可缓解手部的痉挛。治疗师一手握住患手拇指，使其呈外展、伸展位，同时向鱼际施加压力；另一手握住其余四指，持续牵拉可缓解手指痉挛。将踝关节处于背屈、外翻位，能缓解下肢伸肌痉挛，包括踝关节的跖屈、内翻。

4. 刺激固有感受器和体表感受器

(1)关节负重：是一种利用体位使重力通过关节，刺激本体感受器使关节周围肌肉产生共同收缩来提高关节稳定性的方法。由治疗师一边施加手法压迫，一边配合抵抗或单独使用关节负重，以对躯干、四肢进行自动调整运动为目的。可以在各种体位下进行，如俯卧位从上方压迫肩胛带，使前臂负重，肩胛带和上臂肌群同时收缩。或令患者向侧方移动重心增加对抗力，来增加肩关节周围肌肉同时收缩。

(2)位置反应：指肢体反应性地、短暂地保持某种体位的能力，是肢体的重量刺激引发出的正常姿势反应。如患者坐位，治疗师帮助患者水平举起上肢，然后突然撒手，使上肢悬空。此时，上肢本身重量的刺激使关节周围的肌肉同时增大收缩力，以试图保持肢体的位置。

(3)保持反应：指身体对所处体位的有意识的控制能力。如患者俯卧位，治疗师扶住患者下颌部帮助其抬头并维持姿势，再慢慢减少支持，让患者自身用力抬头。也可在各种体位下做上下肢的位置变化，来提高肌群的共同收缩和固有感受器的感受性。

（4）拍打：是刺激固有感受器、体表感受器来提高肌紧张的方法，对四肢、躯干采用规则或不规则的拍击手法，来提高肌肉收缩兴奋性。该方法是获得自主保持能力的促进手法，多用于手足徐动型、共济失调型脑瘫患儿的姿势保持。

【临床应用】

（一）小儿脑性瘫痪的治疗

Bobath 认为脑瘫存在着运动发育的未成熟性和异常性，常表现出复杂、离奇的动作和各种异常姿势，不仅存在运动功能障碍，还伴有语言、性格、视觉、听觉、智力等方面的不同程度障碍，这些障碍常重复出现。因此 Bobath 认为治疗脑瘫必须从多方面着手，按照小儿生长发育的规律进行治疗。应抓住有利时机，提倡早期治疗，尽早切断恶性循环，使中枢神经系统行使正常的功能。

1. 痉挛型　此型患儿肌张力过高，严重限制患儿的主动活动，特别是重度痉挛的儿童，其身体近端的张力往往大于远端的肌张力。治疗以减轻躯干、骨盆以及肩胛带张力为主要目标，然后再进行其他恢复功能的训练。可以通过姿势反射和抗重力的活动促进主动活动。

（1）治疗原则：分析干扰其正常功能的主要痉挛表现；运用与痉挛模式相反的运动模式进行治疗，并利用关键点的控制促进动作过程的掌握。

（2）治疗措施

1）通过姿势或体位抑制痉挛：①婴儿仰卧位，通过重力促使身体伸展；②扶抱侧躺患儿，弯曲侧被伸展，治疗师用手将患儿的双下肢分开，促使其外展、外旋并伸展；③伸展痉挛模式的患儿，可以利用关键点，使双下肢屈曲，治疗师的上肢放在患儿腋下，有利于肩外展。

2）在功能活动中控制痉挛：①吃饭或坐位游戏时，治疗师用双膝夹住患儿，使其髋、膝保持轻微屈曲。并用手按住患儿的胸骨关键点，减轻患儿颈部的紧张；②患儿俯卧在治疗师的腿上轻轻活动膝部，减轻屈肌痉挛，从肩胛带及骨盆关键点开始，转动患儿的身体，促使患儿抬头及主动伸展全身。用治疗师的前臂压住患儿的躯干，用手来外展并外旋患儿肢体。

3）体验运动的正常感觉：①在坐、站位或其他活动中，提供瘫痪侧手臂及下肢负重的机会，肢体负重有利于减轻痉挛和体验运动感觉；②患儿俯卧，手按其骨盆处，左右轻轻摇动，利用脊柱关键点减轻痉挛；③患儿俯卧在滚筒或 Bobath 球上运动以减轻痉挛。

2. 手足徐动型　此型患儿肌张力波动不定，动作幅度过大且不准确，患儿通常是仰躺在地板上，双臂外展、外旋，用完全伸展模式及蹬腿的力量来移动体位。治疗应帮助患儿从地板上站起来，再调整姿势，让身体负重，从而改善其头部和躯干的控制力，促进手的功能恢复。

（1）治疗原则：做小范围有控制的活动；提供固定的机会；鼓励中线活动，包括手和头的控制；提供负重（坐站）的机会。

（2）治疗措施

1）四肢或躯干负重：①给肢体或躯干加压，能增强张力，促使患儿更好地控制姿势，同时学习如何活动。患儿被支撑坐起，通过手臂负重能抬头，则可练习用两手抓住杯子，并送到嘴边；或扶站起患儿，使两腿均匀负重。②迈步训练，迈步时必须保证患儿身体与地面垂直，头在身体中轴线上。克服用非对称性、紧张性颈反射的模式行走。

2）给予合适的支撑：手足徐动的患儿若上肢被支撑，就比较容易站立、迈步。训练时，要保持其身体与地面垂直，两条腿均匀负重，这样练习走路才会有效果。

3）鼓励中线位活动：促使患儿伸手并抓住物体是治疗手足徐动型脑瘫的另一个基本要素。①扶助站立是最好的姿势；坐在凳子上，让髋关节保持屈曲也是一个促进中线活动的姿势。②患儿两手抓木棒，促进腕关节背屈，两臂前伸，治疗师上下左右活动患儿手中的木棒，让其体验在不同方向握住物体的运动感觉。在练习过程中，治疗师要看着患儿的眼睛，并和他说话，保持其中线定位。③治疗师让患儿俯卧在高低不同的两腿上，由于不是水平俯卧，重力影响较小，可以促使患儿抬头和主动伸展身体，并且保持几秒。随着患儿抗重力伸展能力的增强，可以慢慢地减小角度，让患儿的身体接近于地面平行。④治疗师用手按住患儿的骨盆、肩膀或躯干以保持身体中心的稳定和垂直，促使患儿有目的地运动上下肢。

3. 共济失调型　肌张力低下和协调性差是该型患儿的基本表现。如穿衣服或用勺子吃饭时握不住勺子等。

（1）治疗原则：通过负重及给关节施压来控制姿势张力。鼓励患儿保持姿势及从一种姿势转换成另一种姿势，尽量促使患儿以身体为轴心旋转。促进平衡和自我保护反应能力。

（2）治疗措施：为了防止患儿经常摔倒，让其体验在重力环境下恢复平衡的运动感觉。可以把患儿放成一种容易摔倒的姿势，促使他逐渐适应不平衡的感觉。①促进上肢负重。患儿四肢着地，治疗师抬起两下肢，使其双臂负重，进行手推车式行走，促使上肢抗重力伸展。此时不要以身体为轴心转动身体。②在功能活动中练习平衡反应。如穿衣、脱衣，从坐位到站位，抬起一条腿，将双臂举过头顶等；在做治疗的同时也在学习生活自理能力。

4. 软瘫型　该型患儿主要表现为肌张力低下，治疗的主要目标是尽可能活动，并且找到可以对抗不良姿势的最佳姿势。

（1）治疗原则：努力促进持续性共同收缩；促进患儿对抗重力的能力，用多种姿势让四肢负重；利用发声和笑声促进张力增高；保持姿势，给患儿反应的时间；让患儿体验运动的感觉。

（2）治疗措施：通过关节施压及适度刺激，促使张力增强，目标是使患儿挺直头和躯干。让患儿的身体与地面垂直，上下跳跃，然后站立，两手从患儿的肩颈处开始，轻轻往下拍打。如果患儿能够保持直立姿势，把手松开，即使是很短时间，然后继续拍打。注意低龄患儿的张力过低会逐步演变成张力过高或张力波动。给低龄患儿做治疗，在刺激关键点时，应避免引发痉挛。

5. 混合型　混合型是指患儿同时伴有几种类型的临床表现。

（1）治疗原则：治疗的指导原则是发现问题及时治疗。尤其要注意患儿是如何代偿运动功能不足的。例如，手足徐动患儿不能控制躯干的稳定，用腿来固定身体，随着时间的推移，很可能会出现屈肌痉挛。共济失调患儿起身站立时也会出现痉挛，他们可能用这种姿势站立，即把髋关节内收并内旋，这样可以使身体稳定，但同时会导致髋关节的主动伸展不足。

(2)治疗措施：如果患儿的张力过低，给予足够的刺激，促进其抗重力保持姿势的能力。如果发现非随意性运动，要提高头和躯干的控制力，促进其对称性和中线定位能力。如果发现身体痉挛，通过抑制关键点以及RIP作用，促使张力正常化，使患儿能够独立完成功能性活动。

(二)脑卒中偏瘫的治疗

Bobath对偏瘫本质的认识如下。①肌张力异常；②姿势控制能力丧失；③运动协调性异常；④功能活动异常。

【分期】

Bobath将偏瘫患者运动功能恢复阶段划分为3个时期：弛缓期、痉挛期、相对恢复期。这3个时期并不是截然分开的。处于痉挛期的患者也可以同时具备上下肢的分离运动(恢复期)，而某些部位又处于弛缓期，因此在实施训练计划时，必须使评价与治疗相结合。治疗师首先对偏瘫患者进行康复功能评定，确定患者运动功能恢复阶段和患者存在的主要问题，分别设计治疗目标和训练计划，实施有针对性训练。偏瘫患者训练目标和治疗计划的制订可参考表5-1。

表5-1 偏瘫患者训练目标和治疗计划的制订

恢复阶段	患者主要问题	训练目标	训练计划
弛缓期	肌张力低下；肌肉松弛；无自主性运动	预防肌肉痉挛的出现；预防关节挛缩畸形的出现；预防并发症及继发性损害；加强患侧肢体控制能力，诱发正常的运动模式	保持良好肢位；床上体位转移训练；关节被动活动；患侧肢体主动运动，诱发正常运动模式
痉挛期	痉挛、腱反射亢进；异常的姿势反射；异常的运动模式	抑制痉挛及异常的运动模式，促进关节分离运动；使用正常的运动模式完成基本动作	关节被动活动；肌肉持续牵伸训练；肢体负重训练；躯干控制训练；矫正异常姿势
恢复期	痉挛逐渐减轻；关节分离运动；平衡协调性基本接近正常	加强动态平衡稳定性；加强肢体运功能协调性；加强耐力；加强步行能动力	双侧肢体协调训练；提高运动速度训练；手的精细运动训练；步行训练

【治疗原则】

弛缓期应加强高级姿势反应和患侧肢体的负重训练来刺激运动功能的恢复，避免使用任何阻力，因为过强的阻力将增强肌肉的张力，对于大多数患者，应该以缓解其痉挛作为治疗目的；痉挛期应用反射抑制性抗痉挛模式来缓解肢体的肌张力；而在相对恢复期应促进肢体的分离运动，如手指的分离运动等作为训练目的。

1. 弛缓期的康复训练　偏瘫患者的弛缓期一般可持续几天、几个星期或更长的时间，主要表现为肌肉松弛，肌张力低下，不能进行自主性运动。Bobath 疗法强调在此期间应及早进行良好体位的摆放，有助于预防或减轻痉挛，抑制日后痉挛模式的出现，维持关节活动度，并防止关节出现挛缩，进行翻身、坐起等床上训练，为下一步功能训练做好准备。

(1) 良姿位摆放：是早期抗痉挛治疗的重要措施之一。这种良姿位又称抗痉挛体位，能预防和减轻上肢屈肌的典型痉挛模式。

1) 仰卧位：患者头部垫枕，患肩下放一枕使肩上抬前挺，上臂外旋稍外展，肘、腕均伸直，掌心向上，手指伸直并分开，整个上肢放在枕头上。患侧髋下放一枕使髋向内旋位，患侧膝关节微屈并向内。足底不放置任何东西，防止伸肌紧张。由于受紧张性颈反射和迷路反射的影响，仰卧位容易诱发伸肌痉挛趋势，不宜长时间采用。

2) 健侧卧位：患侧上肢前伸，肘关节伸展，腕、指关节伸展，放于胸前软枕上。患侧下肢半屈曲向前置于软枕上。健侧肢体自然放置。若躯干稳定性差易向后倾倒，则可在患者身后放置软枕。

3) 患侧卧位：患侧上肢前伸，前臂后旋，肩拉出，防止受压和后缩。患侧下肢稍屈曲，可在患者身后放置软枕，防止因躯干稳定性差而出现向后倾倒。该体位能增加患侧躯体的感觉输入，缓慢牵拉患侧躯干肌以缓解痉挛，还能让健侧肢体自由活动，最适合于偏瘫患者。

4) 床上坐位：选择最佳体位，即髋关节屈曲近于直角，脊柱伸展，用枕头支持背部，帮助患者达到直立坐位，头部无须支持，以便患者学会主动控制头部的活动。上肢交叉于身前桌子上，防止躯干前屈。此坐位不宜长时间运用，患者向下滑落成半仰卧位，会促使伸肌张力增高。

5) 轮椅上坐位：躯干靠近椅背，臀部靠近椅座后方，患侧髋、膝、踝关节保持 90°以上屈曲，头部和躯干稍前倾，患侧上肢放在身前，肩胛骨前伸。

(2) 翻身

1) 翻身前的准备工作：Bobath 握手，肘关节伸展，双手上举过头。做此动作时，要注意双侧前臂应同等程度旋后，腕关节要始终保持伸展位。

2) 身体上半部的旋转动作：双手上举，肩部充分前屈，肘、腕保持伸展，向左右用力摆动，带动躯干、骨盆向一侧转动。治疗师可在患者的肩部或臀部给予一定的帮助。

(3) 患侧下肢屈伸控制训练：在偏瘫早期卧床阶段，就应开始进行患侧下肢的控制训练，即屈曲、伸展动作的练习。①下肢屈曲动作的练习：患者仰卧位，髋、膝关节屈曲，治疗师一手将患足保持在背屈、外翻位，脚掌内侧置于床面，另一只手扶持患侧膝关节外侧，使髋关节处于内收状态，完成髋、膝关节的屈伸练习；②伸展下肢准备负重的练习：患者仰卧位，患侧下肢稍屈曲，足背屈、外翻，顶在治疗师的大腿前部，治疗师一手置于膑骨下方，沿下肢长轴施加一定的阻力，做小范围的伸、屈膝动作，注意提醒患者是用整个下肢向下踩的力量去蹬。可让患者先用健侧做这个动作，体验正常运动的感觉，再让患者去练习这个动作。

(4) 步行前的准备训练：①髋伸展位屈膝，患者仰卧位，患侧下肢髋关节伸展，膝部以下垂于床边,治疗师帮助患者保持踝关节背屈、外翻位,让患者做伸、屈膝动作;②髋内收、外展的控制,患者仰卧位,患侧屈髋屈膝进行主动的髋关节内收、外展运动,治疗师在膝内、外侧给予一定助力或阻力,然后练习各个角度上的控制,再让骨盆离开床面进行练习;③桥式运动,分为单桥和双桥运动形式。患者仰卧位,双腿屈曲,然后伸髋、抬臀,并保持,则为双桥运动形式;若患侧一条腿屈曲,健侧腿伸直,然后伸髋、抬臀,并保持,则为单桥运动形式。训练时两腿之间可以夹持枕头或其他物体。该运动可以抑制下肢伸肌痉挛模式,并有利于提高骨盆对下肢的控制和协调能力,是成功的站立和步行训练的基础。

(5)上肢训练

1)侧卧位到仰卧位的训练:下肢呈屈曲位,患侧肩部和上肢前伸对抗阻力引发身体向后转动,变成仰卧位。

2)活动患侧肩胛带:患者仰卧位或健侧卧位,治疗师进行肩胛骨向前方、上方、下方的被动活动,避免向后方的运动。待肩胛周围的肌肉松弛、缓解之后,再让患者主动向前方或上方伸展上肢。本训练不仅能提高患侧上肢活动能力,也能防止肩关节疼痛,缓解肩胛带周围肌肉的张力。

3)伸展患侧躯干的训练:患者仰卧位,患侧上肢高举过头,治疗师一只手持其手,另一只手扶其肩,让患者从仰卧位到侧卧位再到俯卧位,注意适度牵拉患侧上肢,使患侧躯干处于被动牵拉状态。

4)伸肘训练:让患者向上方主动推治疗师的手,可促进患者伸肘动作的完成,此动作可加强肘关节的控制能力。

(6)卧位坐起训练:①侧卧位坐起,治疗师一手放在患者肩颈处,另一手放在膝部,将其扶起;②仰卧位坐起,治疗师扶持患肩,让患者健侧下肢插入患侧下肢下方,并移至床边,用健侧肘支撑上身坐起。

(7)坐位平衡训练

1)身体重心左右转移训练:治疗师位于患侧,双手控制处于抗痉挛体位的患侧上肢,让患者将身体重心向患侧移动,再回到原位。也可让患者双上肢处于抗痉挛体位支撑于体侧,进行躯干的左右重心转移训练。当身体重心移向患侧时,还可使肘关节屈曲位负重,利于伸肘完成身体的复位。

2)身体重心前后转移的训练:治疗师站在患者前方鼓励患者向前弯曲身体,在尽量屈髋的同时将患侧上肢抬起,把手放到治疗师肩部。此阶段通常为起立动作的准备阶段。

3)患侧上肢负重训练:患侧上肢抗痉挛体位放于体侧,躯干重心转移到患侧上肢。治疗师在患侧肩关节施加向下的压力,提高患侧伸肌张力,加强肘关节的稳定性。

2. 痉挛期的康复训练　此阶段偏瘫患者出现典型的上肢屈曲痉挛和下肢伸肌痉挛模式,这一时期以抗痉挛治疗为主。

(1)坐位和准备站起的训练:①骨盆控制和躯干旋转训练,三把椅子并排放置,患者坐在中间,Bobath 握手向前下方伸展,躯干向前屈曲,患者下肢充分负重。治疗师站在患侧,用自己的脚和膝盖分别顶住患者的脚和膑骨,帮助患者抬起臀部,旋转躯干,缓慢将臀部移到一侧的椅子上。②髋内收、骨盆旋前训练，患者坐位，治疗师一只手控制患侧膝部，另一只手控制踝关节于背屈、外翻位，帮助患者将患侧下肢交叉放到健侧下肢上，再缓慢回复。此动作的训练对于步行时屈膝动作的完成有意义。③提腿训练，患者坐位，治疗师托住患侧足部保持背屈、外翻位，让患者向上提腿，再慢慢放下，并练习在各个角度上的控制，加强患侧下肢屈髋、屈膝的能力。④屈膝训练，患者坐位，屈膝大于90°，保持整个脚掌着地，足跟不离地。在小范围内做膝关节伸展、屈曲动作。

(2)站起和坐下训练：①站起训练：患者坐位，Bobath 握手尽量向前方伸展，躯干前倾，抬头，目视前方。治疗师站在患侧，用脚和膝盖顶住患侧的脚和髌骨，一只手放在患者背后(不接触)做保护，另一只手达患者双眼水平高度，让患者伸臂触碰治疗师的手。当患者的鼻尖超过足尖时，嘱其伸髋、伸膝，慢慢站起。可逐渐降低座位高度来增加难度。②坐下训练：与站起训练动作顺序基本相反。治疗师要提醒患者躯干前倾，慢慢屈髋、屈膝，下降臀部，慢慢坐下。可在患侧臀部施加一些辅助力量，防止患者突然跌落到椅子上。当臀部接近椅子时再让患者抬起臀部，反复数次，再坐下。

(3)站立和行走训练

1)患侧下肢负重训练：①患者双足站立，身体重心逐渐移向患侧；②患侧下肢站立训练(从部分帮助过度到单独站立)；③患侧下肢负重站立，健侧下肢向前、后及外侧迈小步，重心始终保持在患侧。治疗师在训练时强调患者不得出现躯干前倾和髋关节屈曲。

2)患侧下肢迈步训练：①膝关节屈曲训练，俯卧位，患侧膝关节屈曲90°，缓慢有控制地伸展下肢，最后达到主动伸展并保持在任意位置上；②髋、膝屈曲动作训练，患者立位，骨盆自然放松，避免上提，患侧下肢屈髋屈膝，向前方迈出；③髋内收、膝屈曲动作训练，健侧下肢站立，患侧下肢立于其后方，将患侧的膝关节靠近健侧的膝关节，练习髋内收，膝屈曲动作；④迈步前训练，托住患侧足趾使其伸展，将踝关节控制在背屈、外翻位，让患者将足部抬离地面，缓慢着地；⑤迈低步训练，膝关节轻度屈曲，引导下肢向前方迈低步，落地时慢慢放下；⑥足跟着地训练，膝关节屈曲、踝关节背屈，向前移动下肢，再慢慢放下足跟。

(4)跪位训练：①手膝跪位训练，患者手膝跪位，患侧上肢处于抗痉挛体位并充分负重，手指伸展，拇指外展支撑于床面，治疗师给予支撑保护，让患者向前后左右重心转移并保持平衡，逐渐增加难度，可三点支撑等；②双膝跪位训练，患者双膝跪位，治疗师位于患侧，保持患侧上肢抗痉挛体位，引导患者移动重心，让患侧充分负重，保持伸髋以防止患侧骨盆后撤；③单膝跪位训练，患侧下肢屈曲跪于凳子上充分伸髋使其负重，让健侧下肢向前后迈出。

(5)上肢运动控制训练

1)上肢的控制训练：将患侧上肢移到空间某一位置，保持腕关节背屈，手指伸展，拇指外展。治疗师逐渐松手，让患者控制肢体。练习上肢在各个方向上的控制，能随时保持外旋及伸肘位。

2)上肢定位放置训练：当患者上肢具备一定控制能力时，可指示患者将控制住的肢体由此位置向上、向下运动，再返回原位。

(6)肘部控制训练(两种训练方式)：①方式一，患者坐位，Bobath 握手，高举过头，屈肘用手触摸头顶、对侧肩、耳等部位，再缓慢伸肘，注意防止肩胛后撤。若患者不能充分伸肘，可拍打刺激肱三头肌以帮助伸肘。②方式二，患者坐位，患侧上肢前伸，前臂旋后，用尺侧接触同侧头部、肩部，进行肘关节屈伸控制训练训练时保持患侧肩部向前方伸展，必要时可将肩胛骨内侧缘向外推动。

(7)手功能训练

1)旋前、旋后的训练：在前臂中立位下与患者握手，治疗师一只手示指或中指按住患手的豆状骨，减少过度尺屈，另一只手固定尺骨。活动桡骨以促进前臂的旋前、旋后。此项治疗能够提高附着在前臂骨间膜上的前臂屈肌群的弹性。

2)拇指对掌功能的训练：前臂旋后位，将小鱼际维持在抗重力位的同时，旋转第一掌骨，促进对掌功能。同时也促进了小指的对掌运动，并提高了2~5指掌骨间的弹性。

3)指间关节的训练：治疗师将手指放在患者指间，使其掌指关节屈曲，近侧和远侧指间关节伸展，进行指间关节的屈伸训练，以促进除拇指外其余四指的对掌运动。

3. 恢复期的康复训练　此期的治疗目的在于改善步态及训练患侧手功能，进行各种有意义的日常生活活动训练，逐步向正常运动过渡。

(1)步行能力基础训练

1)踝关节控制能力的训练：①患者仰卧位，患侧下肢屈曲，足支撑于床面，将足趾稍抬起，再放松；②患者坐位，患侧下肢交叉到健侧下肢上(跷二郎腿)；③患者站立位，治疗师突然向后推动患者身体，引发踝、足趾的控制模式；④健足在前，患足在后，大跨步站立，在患侧足跟不离地前提下背屈踝关节，将身体重心转移到前方的健侧下肢上训练中，注意防止踝关节内翻，动作要缓慢，可让患者在平衡杠内进行练习以保证安全。

2)准备迈步的训练：患者健足在前、患足在后，大跨步站立，患侧足跟离地但足趾着地，再恢复足跟着地。训练时，治疗师一只手控制患者骨盆使之放松，另一只手帮助膝关节屈曲，足跟抬起。

3)迈小步训练：患者健足站立，治疗师一只手控制患侧骨盆，另一只手帮助患者足部保持背屈、外翻位，让患者屈髋屈膝向前、向后迈小步。注意保持躯干、骨盆放松，轻度屈髋屈膝，防止骨盆上提而形成划圈步态。

4)滑板训练：患足充分负重，健足踏在滑板上进行各方向的滑动，改善患侧下肢的站立平衡能力。两腿交换练习则可训练患侧下肢的控制能力及灵活性。

(2)改善步态训练

1)迈步训练：①试探式迈步：健侧下肢站立，让患侧下肢向前迈步，轻度屈髋屈膝，踝关节背屈，当足跟将要着地时立即抬起。反复数次，加强患侧下肢移动及足跟着地时的控制能力。②患侧下肢负重训练：患者站立位重心移向患侧，健侧下肢外展离地，使患侧下肢充分负重。可变换健侧下肢的姿势来加强患侧独立负重能力。③交叉步态训练：为步行中旋转骨盆做准备，改善对髋部的控制。患者立位，双下肢轻度外旋，健腿稍在前。治疗师立于患侧后方，控制患侧骨盆，让患腿从健腿前方向对侧交叉迈出。随着患者稳定性的增强，再进行对侧的练习。④前后迈步训练：健腿站立，患腿向前迈步，然后再屈膝向后迈出。向后迈步时注意防止骨盆上提。

2)行走训练：①前方引导训练，患者与治疗师面对面站立，患侧手搭在治疗师肩上，治疗师一手放于患侧肩胛骨，使之充分前伸，另一只手放于骨盆处，辅助患者行走时带动髋部向前。②侧方引导训练，治疗师位于患侧，控制患侧上肢处于抗痉挛体位，帮助患者移动重心。健侧迈步前，将患侧骨盆及身体重心移至患肢上方，使患肢侧方负重。患侧迈步前，让患肢有足够的时间去放松膝关节和下降骨盆。③后方引导训练，患者上肢尽量后伸，治疗师将其双手控制在抗痉挛体位。此训练可使骨盆向前，髋部伸展，防止膝过伸。④肩胛带旋转训练，患者立位，双手分别做触碰对侧大腿的摆动。治疗师位于患者身后，双手控制患者双肩，迈右腿时，左手触右腿，迈左腿时，右手触左腿。该训练可促使躯干旋转，有利于诱发正常步态。⑤骨盆旋转训练，治疗师位于患者身后，双手置于骨盆两侧，用拇指或掌根处抵住臀部，使髋关节伸展。患者步行时，帮助骨盆旋转。在训练中，出现一侧躯干僵硬应停止迈步，在原地进行数次骨盆旋转后，再继续步行训练。⑥扶持步行训练，若足的下垂、内翻经各种牵拉、负重训练扔得不到矫正，则需要用矫形器、绷带等辅助器具加以矫正。将踝关节固定在背屈、外翻位，可在平衡杠训练，或用助行器，增强步行稳定性。⑦上下阶梯的训练，遵循"健侧下肢先上，患侧下肢先下"的原则。上阶梯的训练，治疗师位于患者身后，一手控制患侧膝部，另一手扶健侧腰部，将重心转移到患侧，让健侧上台阶，然后重心前移，辅助患侧下肢屈髋、屈膝抬起患足，迈上台阶；下阶梯的训练，治疗师位于患者身后，一手控制患侧膝部，辅助膝关节屈曲向下迈步，另一手置于健侧腰部，帮助身体重心前移，同时保持患侧膝关节伸展支撑体重，让健侧下肢向下迈步。

(3)上肢运动控制训练

1)联合反应的抑制：患侧上肢放于桌面，用健侧手摩擦患侧上肢皮肤；健侧手臂上举过头，屈肘触摸头顶、头后枕部等，再返回；健侧手用工具夹食物、写字和绘画等，进行以上训练时，抑制患侧上肢异常肌张力变化，防止患侧上肢出现任何动作。

2)患侧上肢负重及躯干旋转训练：患者坐位，患侧上肢在身体侧方保持抗痉挛负重位，旋转躯干，健手越过中线，将患侧的物体拿起，放到健侧。可加强患侧上肢负重能力，增强患者的躯干控制能力，维持坐位平衡。

3)伸肘训练：患者坐位，Bobath 握手，来回拉动桌上放置的滚筒或实心球。注意保持躯干前屈，双上肢前伸，避免肩胛带后撤。可加强肘关节的控制能力，缓解上肢屈肌痉挛。

三、Brunnstrom 疗法

Brunnstrom 技术是由 20 世纪 70 年代的瑞典物理治疗师 Signe Brunnstrom 创立的一套中枢神经系统损伤后针对运动障碍的治疗方法。主要依据患者运动功能恢复的各个不同阶段，提出了恢复六阶段理论：即肌张力由低逐渐增高，联合反应、共同运动、痉挛状态逐渐显著，随着共同运动的完成，出现分离运动、精细运动等，直至完全恢复正常。此疗法利用各种运动模式诱发运动反应，再从异常运动模式中引导、分离出正常运动的成分，达到恢复患者运动功能的目的，Brunnstrom 作为建立神经精神力学疗法的先驱者，其所提出的对中枢性偏瘫本质的认识，为康复医学的发展奠定了坚实的理论基础。

【成人偏瘫患者运动模式】

1. 联合反应　指偏瘫患者健侧上下肢紧张性随意收缩时，患侧上下肢也发生肌肉紧张引起的关节活动。这是一种发自于脊髓的随意的异常运动，在瘫痪恢复的早期出现。当偏瘫患者做健侧抗阻运动时，患肢发生非随意运动或反射性肌张力增高，称为联合反应，有痉挛存在时更易发生。联合反应与共同运动同属脊髓层次的运动控制，高位层次抑制作用解除后，出现脊髓神经元左右联系的联合反应，这一点与共同运动不同。偏瘫时患侧虽不能随意运动，但健侧肌肉如用力活动，受其影响患侧肌肉也会引起收缩，此时出现的动作只与健侧相似而并不相同，是一种比较原始的运动（共同运动）模式，联合反应的出现与健侧运动强度有关，随着健侧运动强度的不同，患侧可出现部分或者全部联合反应。关节可动域的变化可以是部分或全部的，所形成的肌张力增高可持续到刺激解除，在这期间患肢保持在一定位置，刺激解除后肢体肌张力逐渐降低。上肢联合反应一般是对称运动，即健侧屈曲患侧也随之屈曲，健侧伸展患侧也随之伸展。下肢内收、外展时是对称的，屈曲、伸展为非对称性的，即健侧屈曲患侧也随之屈曲，健侧伸展患侧也随之伸展。在仰卧，健侧下肢抗阻力外展或内收时，患侧髋关节可出现相同的动作，下肢的这种联合反应又称为 Raimistes 现象。伸展时相反的，左右伸展肌之间的两侧性相反性神经支配与共同运动的同侧性。

（1）上肢（对侧性）：健肢屈曲、患肢屈曲；健肢伸展，患肢伸展。

（2）下肢（对侧性 Raimiste 反应）：健肢内收（内旋），患肢内收（内旋）。

相反性神经支配相结，都与步行时下肢半自动的精细动作有关。对侧性联合反应健肢外展（外旋），患肢外展（外旋）。

（3）下肢（相反性屈曲与伸展）：健肢屈曲，患肢伸展。健肢伸展，患肢屈曲。

（4）同侧性联合反应：上肢屈曲，下肢屈曲。下肢伸展，上肢伸展。

2. 联合反应与联合运动

（1）联合反应：做健肢全力抗阻收缩，诱发患肢发生非随意运动或反射性肌张力增高，称为联合反应，有痉挛存在时更易发生。它的发生被认为是本来潜在存在着的被上位中枢抑制的脊髓水平的运动整合，因损伤而解除了上位中枢的抑制后所表现出来的现象。联合反应导致的患肢运动多与健侧运动相似，但不同于健侧，而是原始的运动模式。

（2）联合运动：则是伴随着随意运动的正常的无意识的姿势调整。联合运动发生于正常人，以增强身体其他部分的精确运动，或当一个运动需要很大的力量或注意力时出现联合运动。例如打羽毛球、乒乓球或者网球时非握拍手出现的运动。

3. 共同运动　是脑损伤常见的一种肢体异常活动表现。中枢神经损伤后，患侧肢体不能做单关节的、随意的分离运动，当让患者活动患侧上肢或下肢的某一个关节时，相邻的关节甚至整个肢体都可出现一种不可控制的运动，并形成特有的活动模式，这种模式就称为共同运动。在用力时，共同运动表现特别明显，这是一种常见的肢体异常活动的表现。共同运动分为屈曲模式或伸展模式。偏瘫患者期望完成某项活动时引发的一种随意活动，但它们是定型的，无论从事哪种活动，参与活动的肌肉及肌肉反应的强度都是相同的，没有选择性运动（半随意运动）。在偏瘫恢复早期存在痉挛的情况下，做单关节运动时，与该动作关联的在同一共同模式中所有肌群会自动收缩，而呈现一种固定的活动模式。脊髓的伸肌神经元与屈肌神经元之间在功能上是有联系的，构成脊髓运动神经元上下不同节段之间的联系。兴奋屈肌群时则使拮抗肌伸肌群受到抑制，这是一种同侧相反性支配的功能。共同运动可能是通过少数残存的锥体系和锥体外系的启动装置,随意运动为启动因素下传到脊髓,运动开始或停止直接由高位层次释放和低位层次运动控制,也就是附加上了不随意因素很强的运动,成为意志不能控制的固定的共同运动模式,这是一种半随意、半不随意性质的运动。共同运动在上肢和下肢均可表现为屈曲模式或伸展模式。

(1)上肢共同运动模式见表5-2。

表5-2　上肢共同运动模式

上肢关节	屈肌联带运动	伸肌联带运动
肩胛带	上抬、后撤	前突 伸展、内收、内旋
肩关节	屈曲、外展、外旋	伸展
肘关节	屈曲	旋前
前臂腕	旋后	背伸
关节手指	掌屈屈曲	伸展

(2)下肢共同运动模式见表5-3。

表5-3　下肢共同运动模式

上肢关节	屈肌联带运动	伸肌联带运动
髋关节	外展、外旋	伸展、内收、内旋
膝关节	屈曲	伸展
踝关节	背屈、内翻	跖屈、内翻
足趾	伸展	屈曲

(3)共同运动的表现:伸肌共同运动的关节运动与屈肌共同运动方向相反,这其中不仅是屈肌和伸肌在起作用,有时还有其他要素的影响。肩关节和髋关节外展、外旋伴屈肌共同运动,内收、内旋伴伸肌共同运动。踝关节背屈是屈肌共同运动不可缺少的,跖屈是伸肌共同运动不可缺少的。因此踝内翻显示有屈肌和伸肌两个共同运动。在上肢腕关节伸展、屈曲的要素分别是伸肌、屈肌共同运动,有时也可以发生变形。

(4)共同运动各要素的相对强度

1)上肢屈肌共同运动:肘屈曲最为常见,屈肌共同运动是最强的要素,在脑血管病后最先出现。肩关节外展、外旋是较弱的,出现在恢复后期,有的患者停止在这一弱的阶段,它所造成的后果是上臂后伸。从神经生理学上讲,肘屈曲和前臂旋后肌关系密切,一般易同时出现。

2)上肢伸肌共同运动:胸大肌是上肢伸肌共同运动最强的要素,其主要作用是上臂的内旋、内收,也是最初要素,是随意运动的基础。

3）下肢屈肌共同运动：髋关节屈曲是下肢屈曲共同运动的最强要素，对患者来说仰卧位屈髋非常困难。髋屈曲收缩时，进行抵抗试验可显示足背屈肌的较强作用。屈髋时髋外展、外旋则显得次要。

4）下肢伸肌共同运动：膝关节显示较强的伸肌共同运动，常伴踝关节跖屈、内翻。重症患者内收肌要素非常强，患肢常交叉在健肢前，其中包含3个要素：膝伸展、髋内收、踝内翻。髋内旋和髋伸展是较次要的要素，患肢在负重位时伸肌共同运动的强要素被强化。

4. 原始反射　出生后的新生儿具备了许多运动反射，这些反射是生来就有的正常反射，又称为原始反射。随着婴儿神经的发育及其不断完善，大部分的原始反射在1岁以后逐渐消失。但脑部受损后这些反射又会再次出现，成为病理反射。

（1）同侧伸屈反射：是同侧肢体的单侧性反应。例如刺激上肢近端伸肌产生的冲动能引起同侧下肢伸肌收缩，或者刺激上肢近端屈肌可以引起同侧下肢屈曲反射。

（2）交叉伸屈反射：当肢体近端伸肌受刺激时，会产生该肢体伸肌和对侧肢体伸肌同时收缩；反之，刺激屈肌会引起同侧和对侧肢体的屈肌收缩。

（3）屈曲回缩反射：是远端屈肌的协同收缩。表现为刺激伸跖肌可以引起伸跖肌、踝背伸肌、屈膝肌，以及髋的屈肌、外展肌和外旋肌出现协同收缩以逃避刺激。上肢也有这种回缩反射，例如刺激屈指、屈腕肌时不仅引起屈指肌和屈腕肌的收缩，也可以使屈肘肌和肩后伸肌反射性收缩。

（4）伤害性屈曲反射：当肢体远端受到伤害性刺激时，肢体出现屈肌收缩和伸肌抑制。其反应的强度与刺激的强度成正比。轻微刺激只引起局部反应，例如在仰卧位下肢伸直时如果轻触足底前部，会出现足趾屈曲和轻微的踝趾屈。随着刺激强度增大，反应逐渐向近端关节肌肉扩展，除了足趾和踝屈曲外，可以出现屈膝、屈髋，屈曲的速度也加快，甚至会出现对侧肢体的伸展。

（5）紧张性颈反射（TNR）：紧张性颈反射是由于颈关节和肌肉受到牵拉所引起的一种本体反射。其产生取决于颈的运动和颈的位置。是头部位置变动时，影响四肢肌张力、眼位变化的反射。颈部肌肉、关节的固有感受器的兴奋冲动。包括对称性和非对称性2种。

1）对称性紧张性颈反射：表现为当颈后伸时，两上肢伸展，两下肢屈曲；颈前屈时，两上肢屈曲，两下肢伸展。它有助于发展屈曲和伸直间的平衡，用来稳定抗重力的姿势。

2）非对称性紧张性颈反射：是指当身体不动，头部左右旋转时，头部转向一侧的伸肌张力升高，肢体容易伸展，另一侧的屈肌张力升高，肢体容易屈曲，如同拉弓射箭姿势一样，故又称为拉弓反射。在个体发育过程中，这一反射是婴儿学会翻身的必要条件，也是伸手抓物时视觉固定的基础。它是颈部旋转、视觉固定和伸手拿东西的整合预备。

（6）紧张性迷路反射（屈曲协同）：是头部位置变动及其引起的重力方向改变，为迷路半规管所感知，其信号经延髓的前庭核，经前庭脊髓束下达脊髓，使四肢、躯干的肌张力紧张的反射。俯卧位头稍前屈时，可见全身的屈曲肌张力增加，四肢屈曲，双下肢屈于腹下，保持臀高头低特殊姿势。仰卧位姿势导致全身的伸展肌张力增加，四肢容易伸展，表现为颈过分伸直、脊柱僵硬的伸直、肩后缩、下肢内收和内旋，同时有脚被屈、胸部扩张、呼气困难、嘴巴常张开，重者可呈角弓反张姿势。紧张性迷路反射又分为静态紧张性迷路反射和动态紧张性迷路反射。

1）静态紧张性迷路反射：由重力作用于内耳蜗感受器引起，能增加上肢屈肌张力，使肩外展90°并伴外旋，肘部和手指屈曲，双手能上举至头部两侧。静态紧张性迷路反射通过易化下肢、腰背及颈部的伸肌而有助于保持直立位。

2）动态紧张性迷路反射：头部的角加速运动能刺激半规管的加速度运动，引起动态紧张性迷路反射，出现四肢反应，临床上称为保护性伸展反应。当向前方摔倒时出现双手举过头顶，伸肘，颈和腰部后伸，下肢屈曲；当向后方摔倒时出现上肢、颈、腰背屈曲和下肢伸直；当向侧方摔倒时同侧上下肢伸展，对侧上下肢屈曲。

（7）紧张性腰反射：紧张性腰反射是随着骨盆的变化、躯干位置的改变所引起的，躯干的旋转、侧屈、前屈、后伸对四肢肌肉的紧张性有相应的影响。腰向右侧旋转时，右上肢屈曲、右下肢伸展；腰向左侧旋转时，右上肢伸展、右下肢屈曲。

（8）正支持反射：正支持反射（又称磁反射）是指在足趾球部（足底前部）加以适当的压力时，如果将施加压力的手缓慢收回，受刺激的下肢在伸肌反应的作用下会随着收回的手产生运动，恰如受到磁铁的吸引一样。

（9）负支持反射：负支持反射是指牵拉伸趾肌时能有效地引起伸趾、伸踝、屈膝以及髋的屈曲、外展、外旋。

5. 分离运动　偏瘫患者出现的脱离于共同运动的肢体相对独立的分离的运动模式。

（1）原理：随着发育的进程，正常人的脊髓与脑干反射在大脑皮质高级中枢调节下得到修整，使其重新组合成有目的整体运动功能。发生脑血管意外后，因高级中枢调控失常，使肢体的共同运动，原始姿势反射和联合反应等重新出现，这意味着倒退回早期的发育阶段。在患者尚未恢复任何主动运动之前，能够而且应该运用人体发育早期本属正常的各种皮质下反射活动去引出非随意运动，使瘫痪肌肉能产生收缩反应，以启动运动的恢复过程。因此，本法提倡在初期利用共同运动和反射模式作为促进手段，然后再把这些运动模式逐步修整成功能运动，以恢复运动控制能力。

（2）基本方法：早期通过健侧抗阻随意运动而使兴奋扩散，以引出患侧联合反应，使较弱肌肉发生收缩；继而将与随意用力相结合，以产生随意运动，并使患者体验其感觉；然后将其应用于功能性活动中，以使反复练习，使控制能力得到增强，动作渐趋完善。为引出运动反射，对于肢体多利用紧张性反射和共同运动，对于躯干多利用翻正反射和平衡反射，为增强治疗作用，还要利用各种感觉刺激，由于本法需通过大脑皮质水平来调节运动和提高控制能力，训练时要求患者主动参与随意用力，因而此法以中枢促进为特色。

（3）常用促进手段：姿势反射指中枢性麻痹时的四肢屈肌、伸肌的张力会随着体位的变化而出现一定模式的变化，可利用这一点进行治疗。

1）紧张性颈反射（TNR）：强力旋转去脑猫的头部时，颏侧的前后肢伸展，对侧前后肢屈曲，这时猫为了支持看的那一侧的身体所形成的反射。若将猫的头部强力后仰，则前肢伸展，后肢屈曲，恰如猫向架子上的东西注视时的姿势。相反，用力向下屈曲头部，则猫的前肢屈曲，后肢伸展恰如向沙发下窥视时的姿势。这些反射位于颈髓上部（颈$_1$～颈$_4$内），这类姿势反射是在颈肌受到牵拉或颈椎椎间关节运动的向心性冲动而引起的。偏瘫者面部转向患侧，使颈肌受到强力牵拉，则能促进患侧上肢的伸展，如方向相反，则使屈肌收缩而伸展变得困难，强力后屈颈部也能促使上肢伸展。紧张性颈反射包括：非对称性紧张性颈反射（ATNR），颈部的扭转，面向侧上下肢伸肌优势，对侧屈肌优势；对称性紧张性颈反射（STNR），颈的屈曲，上肢屈肌优势、下肢伸肌优势。颈的伸展，上肢伸肌优势、下肢屈肌优势。

2）紧张性迷路反射（TLR）：切断上述颈$_1$ ~ 颈$_4$ 的后根，阻断颈部传来的向心性刺激后，出现上述猫头部位置变化引起的屈肌、伸肌张力的改变。此时将猫仰卧、抬举头部时则四肢完全伸直，俯卧时则相反，这是由于椭圆囊内受重力影响而产生的刺激，经前庭而到达脊髓运动神经元的缘故。

TNR 和 TLR 几乎都是协同发生，称此为全身姿势反射。紧张性迷路反射：仰卧位，上下肢伸肌优势；俯卧位，上下肢屈肌优势。紧张性腰反射（以上半身向右转时为例）：右，上肢屈肌优势，下肢伸肌优势；左，上肢伸肌优势，下肢屈肌优势；侧卧位，上侧的上下肢屈肌优势，下侧的上下肢伸肌优势；站立位，上肢屈肌优势，下肢伸肌优势。

3）局部姿势反射：阳性支持反应，用手压足底时足伸展，好像足被压迫手吸住一样，故而称磁石反应。

4）交叉性伸展反射：刺激一侧肢体的痛觉，向心性冲动在脊髓内通过中间神经元使被刺激的同侧肢体发生反射性的屈曲，同时指挂抗肌伸肌受到抑制，刺激进一步传到对侧，对侧肢体伸展，这如同原地踏步一样，踏地侧足抬起同时，对侧足伸直，以防止摔倒，是一种合乎目的的动作，也被称为是一种分节姿势反射，也是脊髓层次的反射。侧卧位时，上侧上下肢的屈肌优势，下侧的上下肢伸肌优势。站立位时，上肢屈肌优势，下肢伸肌优势。

由于紧张性迷路反射的影响，仰卧位有利于伸展。获得肘伸展可用下列方法。①非对称性紧张性颈反射，头向受累侧旋转促使肱三头肌紧张；②紧张性腰反射，躯干旋转至非受累侧促进患臂伸展；③患者试图伸肘时，在肱三头肌上面的皮肤上有力地敲击；④患者的臂置于伸肌协同位、肘几乎全伸、要患者抗阻“维持”这一肢位；⑤在肘完全伸展时，患手推抵治疗师的手。

6. 其他方法　对于反应较弱的肌肉，通过轻拍肌腹和刺激肌肉和关节上面的皮肤，可提供本体感受性和外感受性刺激，能促进肌肉的收缩；①集中注意力注视动作过程，体验运动觉和视觉的反馈信息，有助于动作的完成和改进；②鼓励，通过言语作用使其及时了解运动功能的恢复情况，从而感到喜悦愉快，也可起到一定的推动作用；③Souque 现象，即将患侧上肢抬高至超过水平位时，可易化手指的伸展。

【评定方法】

1. 偏瘫的恢复阶段

Ⅰ阶段：弛缓期，是指脑血管意外发病后，由于锥体束传导障碍，患侧上下肢呈弛缓性瘫痪。

Ⅱ阶段：约在发病 2 周后出现痉挛和共同运动。

Ⅲ阶段：共同运动达到高峰，痉挛加重。

Ⅳ阶段：出现一些脱离共同运动的运动，痉挛开始减弱。

Ⅴ阶段：以分离运动为主，痉挛明显减弱。

Ⅵ阶段：共同运动及痉挛消失，协调动作大致正常。

2. Brunnstrom 运动恢复阶段的特点见表5-4。

表5-4 Brunnstrom 运动恢复阶段的特点

阶段	上肢	手	下肢
Ⅰ	弛缓，无任何运动	弛缓，无任何运动	弛缓，无任何运动
Ⅱ	开始出现痉挛及共同运动模式	仅有细微的手指屈曲	出现极少的随意运动
Ⅲ	屈肌异常运动模式达到高峰	可做勾状抓握，但不能伸指	伸肌异常运动模式达到高峰
Ⅳ	异常运动开始减弱，可做以下活动：①肩0°，肘屈曲90°时，前臂旋前、旋后；②肘伸直时，肩前屈90°；③手背可触及腰后部	能侧方抓握及松开拇指，手指可随意做小范围伸展	①坐位时可屈膝90°以上，使脚向后滑动；②坐位时膝关节伸展；③仰卧位髋伸展
Ⅴ	出现分离运动：①肘伸直，肩外展90°；②肘伸直，肩屈曲30°~90°前臂旋前、旋后；③肘伸直，前臂中立位，臂可上举过头	能抓握圆柱状或球状物体，手指可一起伸开，但不能做单个手指伸开	①坐位膝关节伸展，踝关节背屈；②坐位，髋内旋；③立位，踝背屈
Ⅵ	运动协调正常或接近正常	能进行各种抓握动作，但速度和准确性稍差	运动速度和协调性接近正常

3. 感觉障碍的粗略检查

（1）肩、肘、前臂、腕的被动运动感觉：检查前让患者理解自己所要做的事，然后进行检查。患者坐在轮椅上，检查者扶住患侧上肢进行各种位置的活动让患者看。运动包括肩、肘、腕的屈、伸，肩的内收、外展、内旋、外旋，前臂的旋前、旋后等；健侧上肢也做同样的运动。检查者了解活动中有无疼痛，有无痉挛，在什么范围内活动。然后遮住患者的眼睛，重复上述动作，进行测试，当被测关节活动到某一位置时让患者回答，判断其对、错。测试时应避免疼痛和诱发痉挛的动作；健侧也做同样的动作以便比较。

（2）手指的被动运动感觉：取坐位，膝上放一方垫，前臂旋前位将手放在方垫上，手指伸出方垫边缘，先睁眼被动活动手指各关节，后闭上眼做上述动作，让患者回答“向上”“向下”，失语症患者可用健手指示运动方向。

（3）指尖感觉：手的位置同上，闭目，用橡皮尖不规则轻触各指尖的指腹面，观察患者回答的正确性。

（4）下肢的被动运动感觉：下肢的检查方法与上肢基本相同，患者取仰卧位，屈髋、屈膝、足平放在检查台上，然后被动活动患侧各关节，判断其对错，对肢体位置变化，可用健侧肢体表示。

(5)足底感觉:主要检查接触物体的感觉,识别这种感觉的能力对步行十分重要。这项检查开始在立位进行,然后在坐位进行。这种检查应脱掉鞋子进行并两侧比较。检查可用薄、平物品,如用两枚压舌板重叠分别压足底下部、足底内侧、足底外侧,然后让患者回答有无感觉。检查足前部的内、外侧时可变换踝关节的角度以获得更多信息。

【治疗技术及临床应用】

Brunnstrom 技术最基本的治疗方法是早期充分利用一切方法引出肢体的运动反应,并利用各种运动模式,如共同运动、联合反应,再从异常模式中引导、分离出正常的运动成分。最终脱离异常运动模式,逐渐向正常、功能性模式过渡。

1. 心理方面治疗与支持　治疗师利用自己的知识、技术、判断力给患者足够的信息,并及时处理好患者各种问题,建立良好的医患关系,从而得到患者的信赖,这对整个康复治疗十分重要。治疗师应把握好患者疾病的不同阶段,安排好患者的治疗,想办法让患者了解疾病的过程,配合治疗,以免患者要求不能被满足而悲观失望。治疗师与患者谈话要简练,介绍治疗计划时不要一次说完,要逐步进行,向患者交代病情时要注意患者的反应和态度,为下次介绍病情做准备。交代病情的目的是要患者保持乐观的态度,努力配合治疗,达到自己所能达到的康复效果。Brunnstrom 技术主要包括体位摆放及床上训练、坐位训练、引导联合反应和共同运动、引导分离运动、行走训练、日常生活练习。

2. 体位摆放和床上训练

(1)床上卧位:仰卧位,枕头垫在上肢下,弛缓期利用枕头避免肱骨上部过度外展以防止肩关节半脱位。痉挛出现后,肩关节内旋、肘关节屈曲、前臂旋前、腕和手关节屈曲,这时肢体位置摆放应向其相反方向,以抵抗这种异常模式。膝下放一个小枕头,保持髋、膝轻微屈曲,为防止髋外展、外旋,在膝外侧放一支撑垫,在足底放一方垫防止足下垂。但当下肢屈肌共同运动比伸肌共同运动占优势时,在床上屈髋、屈膝就不合适了,必须保持膝伸展位。侧卧位一样也要良姿位摆放。

(2)床上训练:开始先进行被动运动,以后逐渐进行主动借助运动。许多患者自觉瘫痪肢体不能动,习惯患侧卧位,长时间患侧卧位有可能会引起肢体疼痛,适时变换体位也很重要,健侧卧位方法,用健手握住患手手腕,举起上肢,患侧下肢微屈曲,用健手左右摇动患肢,试着将患膝向体干方向交叉,旋转骨盆,最终使身体翻向健侧。通过让患者头转至患侧(利用非对称性紧张性颈反射)和刺激足背屈肌(利用共同运动)协助完成从床坐起活动。

3. 坐位训练　尽早完成由卧位到坐位训练是十分重要的。坐位有利于改善体位平衡,增强躯干控制能力,有利于医患在较为平等的环境下交流;有利于治疗者操作;有利于上肢运动。

(1)坐位平衡:重点对健侧、患侧躯干肌的控制力进行训练,以提高躯干平衡反应,改善坐位平衡。

(2)诱发平衡反应:治疗师用手向前、后、左、右推动患者,破坏其平衡状态后使患者重新调整重心维持平衡。

(3)前方倾斜及躯干前倾:治疗师或患者利用健侧帮助,使躯干前倾和向前方倾斜来诱导躯干平衡能力。

（4）躯干旋转：治疗师站在患者身后，双手分别放在患者两侧肩峰上，嘱患者目视前方，肩向左侧旋转时，头向右侧旋转，左右交替，动作应缓慢。利用躯干-颈-上肢模式，交替产生肩部屈肌、伸肌的共同运动、紧张性颈反射、紧张性腰反射诱发及促进躯干旋转。

（5）头、颈运动：患侧上肢放在治疗台上，治疗师一手放在患侧肩上，另一手放患侧耳后。让患者用耳朵接触肩峰，治疗师用手给予抵抗，当阻力足够大时，可诱发肩上举及耸肩活动。

（6）肩关节活动：在治疗师引导下的肩部运动，以维持肩关节活动度，预防肩痛。

（7）屈髋肌群收缩训练：坐位，治疗师利用躯干前倾和后倾以诱发屈髋肌的反应性收缩。

4. 引导联合反应和共同运动

（1）屈肘：治疗师抵抗健侧上肢屈肘（利用联合反应）、让患者面向健侧（非对称性紧张性颈反射），牵拉患侧的近端、轻扣斜方肌、肱二头肌等引起上肢屈肌的共同运动。

（2）伸肘：治疗师抵抗健侧上肢伸展（利用联合反应）、让患者的头转向患侧（非对称性紧张性颈反射），轻扣胸大肌、肱三头肌等引起上肢伸肌共同运动。

（3）双侧抗阻划船样动作：治疗师坐在患者对面，相互交叉前臂再握手做类似划船时推拉双桨的动作，向前推时前臂旋前，向回拉时前臂旋后。治疗师在健侧施加阻力以引导患侧用力（利用健侧肢体和躯干的本体冲动对患者难以进行的推、拉或往复运动进行促进）。

（4）下肢屈/伸共同运动：患者仰卧，健侧下肢伸展，嘱患者健侧下肢做抗阻屈伸动作以此引导患侧下肢的屈曲。

（5）下肢外展/内收共同运动：将患侧肢体置于外展位，嘱健侧下肢内收，在此过程中治疗师施加阻力，引导患侧下肢内收；将双下肢均置于中间位，嘱患者健侧下肢抗阻外展，引导患侧下肢外展。

5. 引导分离运动

（1）肘关节屈/伸分离运动：患者坐位，将肘置于面前的桌子上，然后进行肘关节的屈伸活动；治疗师托住患侧肘关节使上肢水平前伸，要求患者用手触摸对侧肩部再将其回复到上肢伸展位。

（2）手指屈曲/伸展：当手指能够完全屈曲时，练习拇指与手指的相对运动，嘱患者握拳，拇指在四指外，然后拇指向小指方向滑动；也可将四指伸开，用拇指分别沿四指的指尖划向指根；或将四指伸展，然后保持指间关节的伸展，练习独立的屈曲和伸展掌指关节。

（3）下肢屈曲/伸展：患者双杠内站位，练习小幅度的膝关节屈曲和伸展；也可以嘱患者在患腿摆动时练习踝关节的背屈和跖屈。

6. 步行训练

（1）辅助步行：治疗师站在患侧，与患者手交叉握住，另一只手放在患者腋窝，托住患肩，与患者一起步行，同时辅助患者进行重心转移，控制步幅及步行节奏。

（2）独立步行：患者借助拐杖、平衡杠、扶手等进行独立步行训练。

(3)指导步行:患者在步行时,治疗师对完成的动作给予指正;指导患者如何控制重心、起步、步幅及如何纠正膝过伸等。

7. 日常生活练习　生活中利用共同运动完成日常生活活动,包括上肢伸展内收时旋转门把手;用患手梳头;将外衣搭在前臂上;患手握皮包带;患手拿牙刷等小东西、抓火柴盒等;书写时用患手固定纸;患手穿衣袖;利用患侧上肢和躯干夹住物体等。

【总结】

在偏瘫的痉挛阶段,基本的肢体协同、原始姿势反射、联合反应又重新出现,这些协同与反射在人体发育的早期是正常的,Brunnstrom 认为应将其作为偏瘫患者运动功能恢复顺序的正常部分加以促进。可以通过本体感觉刺激,皮肤刺激,感觉与视觉反馈等方法来诱发这些动作。Brunnstrom 方法治疗偏瘫的关键在于最初应用共同运动,联合反应和反射活动,来促使恢复进程的开始,然后不断修正运动模式,使之成为更复杂的功能性运动,同时也应用本体感受性刺激和皮肤刺激以辅助促通神经和肌肉。Brunnstrom 方法是外周本体感觉刺激和皮肤刺激与中枢促通相结合的方法,使患者自最初的粗大共同运动阶段进入由共同运动支配的半随意运动阶段,然后使患者打破共同运动达到精确的功能性的随意控制阶段。

【注意事项】

要求患者主动参与,随意用力;集中注意力注视动作的完成;给予适当的鼓励。

四、运动再学习

运动再学习是把中枢神经系统损伤后运动功能的恢复视为一种再学习或再训练的过程。它主要以生物力学、运动科学、神经科学、行为科学等为理论基础,以作业或功能为向导,在强调患者主观参与和认知重要性的前提下,按照科学的运动学习方法对患者进行教育以恢复其运动功能的一套方法。其基本原理包括脑损伤后功能恢复的机制和学习运动技巧的5个基本因素:脑损伤后功能恢复、限制不必要的肌肉运动、强调反馈对运动控制的重要性、调整重心和环境控制。

(一)脑损伤后功能恢复

1. 脑的适应和脑的功能重建。

2. 练习特定的活动,练习越多,重组越自动、越容易。

3. 早期相关运动的练习有利于大脑的可塑性;缺少相关运动,会发生继发性的神经萎缩或形成不正常的神经突触。限制不必要的肌肉运动。

4. 几种错误的倾向

(1)运动太用力,可能活动了不应活动的肌肉。

(2)可能肌肉收缩过强以代偿控制不良。

(3)可能活动健侧而非患侧,虽活动了应活动的肌肉,但肌肉间的动力学关系紊乱。

(4)运动学习过程中,要保持低水平用力,以免兴奋在中枢神经系统中扩散。

5. 反馈

(1)外部反馈:视觉、听觉、皮肤触觉等。

(2)内部反馈:本体感觉、前庭觉等。

(3)脑本身信息的发生。

6. 要点

(1)有本体感觉和触觉缺陷不一定是脑卒中预后不良的指标,通过明确目标、视听反馈和指导,患者将学到有效的运动。

(2)运动训练本身有助于改善患者的感知觉。

(3)强调在运动学习中利用视觉和语言反馈的重要性,调整重心。

(4)体位调整进行性:运动时身体的体位在不断地变化,为保持身体平衡,人体重心需随体位变化而进行性的调整。

(5)体位调整预备性:运动开始前,预备性的肌肉活动就设定了肌肉的力学参数,从而在干扰发生前就建立了机体的运动学的联系,使干扰的影响减至最小。

7. 训练注意点

(1)在正常支持面上纠正身体各部分的对线,当患者进行体位转变来学习体位调整时,要监测其对线关系。

(2)平衡具有特殊性,只有通过某种体位的训练才能恢复该体位下的平衡控制创造恢复和学习的环境。

8. 入院和转诊。

9. 脑卒中患者应住脑卒中单元,即康复病房。

10. 影响康复质量的因素

(1)及早开始康复训练。

(2)制订康复治疗计划。

(3)坚持练习。

(4)患者的康复训练动力。

(5)智力的刺激。

(6)教育计划。

(7)出院计划训练要点:①目标明确,难度合理,要及时调整难易度,逐步增加复杂性;②要练习与日常生活相联系的特殊作业,要模仿真正的生活;③开放性技术和闭合性技术结合;④集体训练和分解训练相结合;⑤指令要明确;⑥避免错误训练,健侧代偿会产生患侧废用;⑦患者要参与,注意力要集中;⑧训练安排,持续;⑨疲劳处理,MRP 的训练原则;⑩早期开始,科学训练;⑪个体化原则及特异性原则;⑫从多系统角度分析并解决问题;⑬功能性动作反复强化(任务导向性);⑭加强言语提示和视觉反馈;⑮要求患者主观抑制多余活动;⑯肌张力调整的同时注意必要的肌力训练和全身体能训练;⑰患者和家属积极参与;⑱建立三级康复网络训练方法。

(二)运动再学习方法

由 7 部分组成,包括日常生活中的基本运动功能:上肢功能、口面部功能、从仰卧到床边坐起、坐位平衡、站起与坐下、站立平衡和步行。治疗师可根据患者情况选择最适合于患者的任何一部分开始治疗。每一部分一般分 4 个步骤进行:描述正常的活动成分并通过对作业的观察来分析缺失的基本成分和异常表现;练习丧失的运动成分,采用解释、指示、练习结合语言、视觉反馈以及手法指导;作业的练习,设定符合日常生活中的不同难度作业练习，采用解释、指示、练习结合语言、视觉反馈及手法指导，再评定，鼓励灵活性的训练；训练的转移，包括创造良好的学习环境，安排和坚持练习，练习中要自我监督，亲属和有关人员的参与等保证患者将所学的运动技能用于日常生活及各种情况，使学习能持续和深入。

1. 上肢功能训练

(1)诱发肌肉活动及训练伸向物体的控制能力：①仰卧位，支撑患者上肢于前屈90°，让患者上抬肩带使手向上伸向天花板方向，或让患者的手随治疗师的手在一定范围内向上活动；让患者用手触摸自己的前额、枕头等，并逐渐增加难度；让患者用手越过自己的头部，再伸直肘关节。此时注意不能让患者的前臂旋前，不允许肩关节外展，检查肩胛骨是否产生运动。②一旦患者能控制部分肩关节周围肌肉的活动，则可取坐位练习，用手向前、向上指物体并逐渐增大范围，直至上臂从侧位屈曲前伸和外展前伸。此时不能提高肩带以代偿肩外展或前屈；不允许肘关节屈曲。

(2)维持肌肉长度，防止挛缩：①床边坐位，帮助患者将上臂后伸，肘伸直，肩外旋，手平放于床上以承受身体上部的重量。此动作帮助防止肩关节屈曲肌群、内收肌群和屈指长肌群的挛缩。注意，完成此动作时，要确保患者身体的重量真正后移并确实通过患手负重，而不允许患侧肘关节屈曲。②坐位或站立，帮助患者上肢外展90°，肘伸直，将手平置于墙上，通过其臂施以一些水平压力，防止手从墙上滑落。开始时，需要患者肘关节伸直，在这个姿势下，患者练习弯曲和伸直肘关节以改善对肘伸肌群的控制；当患者重新获得肩关节和肘关节控制后，让患者练习转动躯干和头部。

(3)诱发手操作的肌肉活动和训练运动控制：①为练习伸腕，治疗师可用腕桡偏移诱发腕伸肌的活动。②前臂在中立位时，患者练习抬起物体，伸腕、放下、屈腕、再放下物体。③可用手背移动物体、用手背第三掌骨压橡皮泥形成压迹，以训练前臂旋后等。④为训练拇外展和旋转，可让患者外展拇指以推移物体。⑤训练对指活动，患者前臂旋后，练习拇指尖和其他手指尖相碰。注意要确保患者为腕掌关节活动而不只是掌指关节活动。之后，可让患者练习在旋前位用拇指和其他各个手指捡起各种小物体，然后前臂旋后，再旋前放入另一碗中，以进一步训练操纵物体的能力。在这一过程中，要确保患者用拇指指腹抓握物体而不是用拇指内侧缘抓握。为增加难度，患者可练习用五指抓握塑料杯杯口边缘但不使杯子形状发生改变的动作，同时还可在此基础上抓握塑料杯向各个方向移动，注意在完成动作的过程中不能让杯子滑落。⑥为了有效使用手的功能，需要准确地控制肩、肘、腕关节。可采用增加上肢活动复杂性的训练，如训练上肢整体控制手的活动能力；练习从自己对侧肩上拿取小物品；前伸拿取或接触某一物体；向后伸展上肢抓握和放下某一物体；训练使用餐具等。训练时治疗师不要将肢体抓得太牢，因为这样会直接阻碍患者肌肉的活动。如果一块肌肉在特定的条件下不能收缩，可以改变其条件，如运动速度、对重力的关系或活动的目的。一定不要鼓励患者做不适当的肌肉收缩。对于患侧上肢屈曲模式，不让患者练习紧握皮球，否则会促进固定的屈肌姿势的形成。患者应清楚地认识训练的目的和知道他是否已达到目的。肌肉的刻板过度活动和肌肉缩短干扰上肢运动训练，而患者不能由意志控制来克服，此时需用其他方法来解决肌肉的过度活动和错误用力。治疗师不应该用通常增强肌力的观念来考虑训练。应尽快将应用两个上肢的作业介绍给患者。为了给患者以运动的启示，进行特定的被动运动虽然有用（为解释其目的），但持续用被动运动会干扰患者的主动尝试，而阻碍他引发出任何的肌肉活动。

2. 口面部功能训练

（1）训练吞咽：包括训练闭颌（让患者含空气在口腔内，治疗人员可帮助患者闭颌，先牙轻轻合上，再对称张开嘴，再合上，确保不要向后推患者的头部，牙齿咬合）、闭唇（治疗人员用手指指出患者没有功能的唇的区域，训练患者闭唇。不鼓励患者噘嘴及吮下唇，这样会妨碍吞咽时的舌部动作）、舌部运动（治疗人员用示指用力下压舌前1/3并做水平指颤，震颤幅度要小，时间不超过5 s，然后帮助闭颌；之后用力下压舌引出抬高舌后1/3以关闭口腔后部，以完成吞咽动作）等。也可用冰刺激口部功能。坐位是吞咽和进食最有效的姿势。

（2）训练面部运动：如让患者张口，放松健侧脸部，再闭口。

（3）改善呼吸控制：患者坐于治疗桌前，躯干前倾，双上肢放在治疗桌面上，让患者深吸气后立即呼出，同时加压和震颤其下1/3胸廓，呼气尽量长些，并与发声相结合。也可让患者试验用变化的声音，以提供有用的听觉反馈。

（4）将训练转移到日常生活中去：必要时，在患者进餐前训练其吞咽功能；在患者进行肢体训练或其他活动时要监督其面部表情，保持闭嘴，改善其口面部的控制和外形等。上述口面部功能问题如能早期处理，一般会很快恢复。

3. 从仰卧到床边坐起训练

（1）脑血管意外后偏瘫转向健侧的困难：①患侧屈髋屈膝、肩屈曲、肩带前伸困难；②不适当的代偿活动为用健手将自己拉起。

（2）从侧卧坐起可能发生的代偿：①旋转及前屈颈部或用健手拉依靠物以代偿侧屈颈和躯干；②用健腿钩拉患腿，将双腿移至床边。

（3）从仰卧到床边坐起的动作：①转向侧卧位；②颈的旋转和屈曲；③髋和膝屈曲；④肩关节屈曲和肩带前伸；⑤躯干旋转。

（4）从侧卧位坐起的动作：①颈和躯干侧屈；②外展下面的臂；③由健侧腿钩提患腿向床边放下。

（5）训练步骤：①训练颈侧屈，治疗师帮助患者从枕头抬起头，再自行回到枕头上，做颈侧屈肌群的离心性收缩；②帮助患者床边坐起，治疗师帮助患者坐起时，患者颈侧屈，治疗师一手放在患者的肩上，另一手推患者的骨盆，并尽可能把患者的腿部移至床边；③帮助患者躺下，患者从坐位侧移体重到健侧前臂上，当患者提起双腿放在床上时，其颈部向相反方向侧屈，然后让自己低下身体呈侧屈。

4. 从侧卧坐起训练

（1）让患者颈侧屈，同时治疗师一手放其肩下，另一只手推其骨盆，患者用健手作杠杆。帮患者躺下时，让患者将体重侧移于健侧臂上；提双腿放在床上时，让其向相反方向侧移头，然后侧卧下。

（2）训练移到日常生活中，只要病情允许，应尽快帮助患者恢复坐起动作，这对中枢神经系统是良好刺激，可预防抑郁症，有助于增加口面部的控制功能、增加膀胱的控制功能、增加视觉输入及便于交流。坐起时要坚持上述正确方法，防止替代动作。坐起时用枕头支持其患臂。患者必须卧床时，要帮助患者进行桥式运动。

5. 坐位平衡训练

(1)训练移动重心时调整姿势：①患者坐位，双手放在大腿上，向一侧转动头部和躯干以使视线通过该侧肩膀上方向后，然后还原到中立位，再向另一侧重复此动作；②患者坐位，让患者向前伸展患侧上肢触摸某一物品，然后再练习向前下方地面及向两侧方伸展患侧上肢。每次动作后都回到直立坐位。治疗师在必要时帮助支持患侧上肢。

(2)增加练习的复杂性：①坐位，让患者从侧下方地面拾起一件物品；②坐位，让患者用双手拾起地面上的一个小盒子，双手向前拿起桌上一件物品，再向后伸手取一件物品。

(3)日常生活中的训练：①经常练习将重心在两侧臀部交替转移；②要练习站立；③如果患侧上肢松弛无力，应用桌子支持患侧上肢，以便能够阅读和做其他活动；④患者可以按照日程安排表进行练习。

6. 站起与坐下训练

(1)练习躯干在髋部前倾伴膝前移：患者坐位，双足平踏地面，双足间距不能过大，通过屈髋伴伸展颈部和躯干来练躯干前倾，同时重心前移，注意患者双足，使其充分着地。

(2)练习站起：让患者肩和膝前移，练习站立。治疗师可一手放在其患侧肩胛骨处，引导肩尽量前移；另一手放在其患膝上，当膝前移时，沿着胫骨下压膝部，使患足充分着地，如果患者很弱或体重过重，需要两人帮其站立，分别扶肩和扶膝，方法同上；此外，坐较高椅子练习站起和坐下都比较容易，可改善对站立的控制。

(3)练习坐下：治疗师帮助患者前移肩和膝，让患者向下、向后移动臀部并坐下。

(4)增加难度：开始阶段可让患者双上肢向前放在桌子上来练习抬高臀部和前移肩部，可用较高椅子来练习。以后可利用接近日常生活的环境来训练患者，如从不同的物体表面，如椅子、沙发、床等站起，从一侧站起，握物站起，交谈中站起，以适应日常生活的需要。

(5)注意练习的连续性：即其他时间也要按治疗中学习的站立与坐下要点去做。要为患者安排平时的练习计划，包括目的、要求、次数等。

7. 站立平衡训练

(1)站立平衡的基本成分：①双足分开 5 ~ 10 cm，以使双腿垂直；②双肩垂直于双髋上，双髋在双踝之前，此对线使患者能来回移动和有效工作；③髋、膝伸展，躯干直立；④双肩水平位，头中立位。

(2)训练髋关节对线(前伸)：①仰卧位，患腿置于床边，患足踩地，患者练习小范围的髋伸展；②站立位，双足负重，髋前伸；③防止膝关节屈曲可使用膝部支具。

(4)引发股四头肌收缩：①坐位，支持和伸展膝关节，练习等长收缩股四头肌，并尽可能坚持一定长的时间，然后放松；②坐位，治疗师用手托住患膝呈伸展位，然后将手移开，嘱患者不让患腿落到地上或让其慢慢下落。

(5)重心转移时调整姿势：①患者站立位，双足分开 10 cm 左右，嘱患者看天花板，要注意髋、踝前移；②患者站立位，向一侧转头，同时躯干也向该侧后转，然后还原到中立位，以同样方法再完成另一侧运动；③患者站立位，患侧上肢分别伸向前方、侧方及后方从桌子上取物品；④患者站立位，患侧下肢负重，用健腿向前迈一步，然后还原到中立体，再向后退一步。患者靠墙站，双足跟间距约 10 cm，健手握住患手向前伸，嘱患者做重心前后移转的动作。重心后移时，令其双踝背屈。治疗师站在患者前予以一定帮助和保护。

(6)增加难度：①治疗师从不同方向将球抛给患者，让患者分别向前、向侧、向下伸手去接抛来的球或向前迈一步去接球；②用一手或双手从地上拾起大小不同的物体；③用健腿或患腿向不同方向迈步（前、后、左、右），以及练习跨过物体等。

(7)日常生活中的练习：可在治疗以外时间练习，但要给患者以书面指导，以便患者能监测自己的练习。特别要患者注意站姿及患腿负重。可以练习靠桌子站，可用家用磅秤放在地上，两足分别站在两个磅秤上以确保患腿负重，另外，站立和坐下要结合起来进行。

8. 行走训练

(1)站立期：①训练在整个站立期伸髋：卧位抬患侧臀部以引出伸肌活动；站位，髋正确对线，患者练习用健腿向前及向后迈步，并保持患侧伸髋。②训练站立相膝控制：取坐位，伸膝，治疗师从跟部向膝部加压，通过 0°～15°屈膝和伸膝练习肌四头肌离心和向心收缩及保持膝关节伸展练习等长收缩，以改善股四头肌对膝部控制；患肢负重，健腿向前，向后迈步同时将重心移至健腿，伸患膝。在负重不多的情况下练习小范围的膝屈伸控制。用健腿在 8 cm 高的台阶迈上、迈下。保证迈健腿时患髋始终伸展；患腿踏台阶上，用健腿前移重心并迈上台阶，再迈回，然后过渡到迈过台阶。③训练骨盆水平侧移：取站立位，髋在踝前，练习将重心从一脚移至另一脚。治疗师用手控制其移动范围在 2.5 cm 左右；练习侧行，先将重心移到健腿，再迈患腿，然后健腿合拢，再迈下一步。

(2)摆动期：①练习摆动初期屈膝：俯卧位，治疗师屈曲患者膝关节，并使之小于 90°，通过小范围屈伸活动来练习屈肌群的离心和向心收缩；维持膝关节在不同范围并计算时间，使在各个角度都得到良好控制，要求患者不能屈髋。取站立位，治疗师帮患者微屈膝，让其练习离心和向心收缩控制。但不要屈膝太多，以免绷紧股直肌而引起屈髋；用患腿向前迈步，治疗师帮助控制最初的屈膝。前迈时确保伸髋；向后退时，治疗师指导屈膝及足背屈。②训练足跟着地时伸膝和足背屈，用健腿站立，治疗师将患者的患腿置于伸膝和足背屈位。患者前移其体重至足跟。

(3)行走练习：患者先用健腿迈步，然后训练用患腿迈步。如患腿迈步有困难，治疗师可用自己的腿来指导患者的腿前移。可给予一定口令，让患者有节奏地行走。同时要观察分析患者的对线情况，找出问题，改善其行走的姿势。

(4)增加难度：让患者到有人群和物体移动的公共环境进行练习。如跨过不同高度的物体，行走时同时做其他活动。如和别人说话时拿着东西，改变行走速度，在繁忙的走廊中行走，出入电梯等。

(5)为患者制订家庭训练计划：使用平行杠、三足杖等要适当，因其只能暂时解决患者的平衡，破坏了平衡控制的正确反馈。使用夹板或短腿矫形器也会妨碍足的背屈及跖屈。

五、ROOD 技术

ROOD 技术又叫多种感觉刺激治疗法或皮肤感觉输入促通技术，由美国人 Margaret Rood 提出。此技术的主要特征是在特定皮肤区域内利用轻微的机械刺激或表皮温度刺激，影响该区的皮肤感受器，可获得局部促通作用。

【编辑基本理论】

1. 适当的感觉刺激可保持正常的肌张力，并能诱发所需要的肌肉反应。

2. 感觉性运动控制是建立在发育的基础之上，逐渐地由低级向高级感觉性运动控制发展。

3. 利用动作完成需有目的性，诱导出皮质下中枢的动作模式。

4. 反复的感觉运动反应是动作掌握的必备条件。

【治疗原则】

1. 先诱导出一些早期的粗大动作。

2. 开展姿势控制训练时，首先要固定远端肢体，然后再沿其固定方向的纵轴向下挤压。

3. 当肢体末端固定，通过对末端上方肢体的被动或主动活动，来训练肢体的控制能力。

4. 当肢体的近端关节控制能力提高后，固定近端关节，诱导远端肢体在空中进行自主运动。

【基本方法】

1. 利用感觉刺激来诱发肌肉反应　①触觉刺激：快速刷擦和轻触摸；②温度性刺激：冰刺激；③牵拉肌肉：快速、轻微地牵拉肌肉；④轻扣肌腱和肌腹；⑤挤压肌腹、关节，引起关节周围的肌肉收缩；⑥特殊感觉的刺激。

2. 利用感觉刺激来抑制肌肉反应　①挤压，轻微的关节挤压可缓解肌肉的痉挛；②牵拉，持续性牵拉可抑制或减轻痉挛。

3. 应用个体发育规律促进运动的控制能力　①关节的重复运动，由主动肌收缩与拮抗肌抑制而完成；②关节周围肌群共同收缩，是固定近端关节，发展远端关节技能的基础；③远端固定，近端活动；④技巧动作：近端固定，远端活动。

4. 轻微触摸刺激痉挛肌的拮抗肌　①上肢屈肌痉挛的抑制方法，轻微触摸上肢相关区域，可缓解下列肌肉的张力，如手指屈肌、拇指外展肌、腕关节尺侧屈肌、肘屈肌、肩关节后伸肌；②下肢伸肌痉挛的抑制方法，轻微触摸下肢相关区域，可缓解以下肌肉的张力，如足趾屈肌、足趾内收肌、跖屈肌（腓肠肌、比目鱼肌）、踝内翻肌（胫骨后肌）、膝屈肌（股后肌群）、内收肌。

5. 抑制腕和手指屈肌痉挛的方法　让患者握住一空的圆锥形物体，治疗师从腕关节尺侧向里施加压力，降低手指屈肌张力。

第六章 认知与日常生活活动训练

第一节 认知训练

认知也可以称为认识,是指人认识外界事物的过程,或者说是对作用于人的感觉器官的外界事物进行信息加工的过程。它包括感觉、知觉、记忆、思维、想象、言语,是指人们认识活动的过程,即个体对感觉信号接收、检测、转换、简约、合成、编码、储存、提取、重建、概念形成、判断和问题解决的信息加工处理过程。在心理学中是指通过形成概念、知觉、判断或想象等心理活动来获取知识的过程,即个体思维进行信息处理的心理功能。简单定义为机体认识和获取知识的智能加工过程,涉及学习、记忆、语言、思维、精神、情感等一系列随意、心理和社会行为。

认知障碍指与学习记忆以及思维判断有关的大脑高级智能加工过程出现异常,从而引起严重学习、记忆障碍,同时伴有失语或失用或失认或失行等改变的病理过程。认知的基础是大脑皮质的正常功能,任何引起大脑皮质功能和结构异常的因素均可导致认知障碍。由于大脑的功能复杂,且认知障碍的不同类型互相关联,即某一方面的认知问题可以引起另一方面或多个方面的认知异常。因此,认知障碍是脑血管疾病诊断和治疗中最困难的问题之一。

认知是大脑皮质复杂高级功能的反映,任何直接或间接导致大脑皮质结构和功能慢性损伤的因素均可通过不同机制引起认知障碍,现将其归纳如下。

1. 慢性脑损伤

(1)脑组织调节分子异常:神经递质及其受体异常,大多数神经元之间的信息传递是通过神经递质及其相应的受体完成的。这些神经递质或受体异常改变均可导致不同类型和不同程度的认知异常。

(2)脑组织蛋白质异常聚集:脑组织中蛋白质异常聚集可见于一大类脑神经细胞退行性变性疾病中,如阿尔茨海默病(AD)、帕金森症(PD)、亨廷顿病(HD)、海绵状脑病

(CJD)等。蛋白质的异常聚积与基因变异、蛋白质合成后的异常修饰、脑组织慢病毒感染、脑老化和环境毒素中毒等多种因素有关。

(3)慢性脑缺血性损伤:神经元能量储备极少,对缺血、缺氧非常敏感,完全缺血5 min即可导致神经元死亡。脑缺血造成大脑皮质损伤是引起不同类型认知障碍的常见原因。统计资料表明,脑卒中患者在发病后出现痴呆的危险性较同龄对照组明显增高;有脑卒中史的老年群体的认知水平亦低于无卒中史的同龄老人。脑细胞缺血引起认知异常的机制可能与下述因素有关。

1)环境、代谢毒素对脑的损害:对绝大多数50岁以后发病的典型散发性神经退行性疾病而言,环境和代谢毒素对脑的损害起主要作用,这些风险因素包括毒品、药物、酒精或重金属中毒等。各种慢性代谢性或中毒性脑病,如心肺衰竭、慢性肝性脑病、慢性尿毒症性脑病、贫血、慢性电解质紊乱、B族维生素缺乏、叶酸缺乏等,其主要表现为认知异常。

2)脑外伤:脑外伤对学习记忆和智力有不同程度的影响。轻度外伤者可不出现症状;中度外伤者可失去知觉;重度者可导致学习记忆严重障碍,乃至智力丧失。例如,一些"被打得晕头转向"的拳击手,脑反复损伤可出现构语障碍(口吃),心不在焉,好争辩,注意力涣散,近期记忆减退,步态僵硬、痉挛等。

3)脑老化:认知功能一般随年龄增高(约60岁以后)而下降。研究发现,PD患者黑质多巴胺能神经元、酪氨酸羟化酶和多巴脱羧酶活力、纹状体多巴胺递质自30岁以后随年龄增长而逐年减少或降低。老年人脑内血液供应减少,合成和分解代谢以及对毒素的清除能力均降低,这些都是造成老化脑神经细胞死亡,认知功能降低的主要因素。

2. 慢性全身性疾病　心血管系统病变,如高血压、糖尿病、慢性阻塞性肺疾病等,可通过减少脑血液供应等机制,继发性降低大脑功能而引起认知障碍。处于亚临床阶段的心、脑血管疾病的高危人群,其认知测验的得分明显低于无任何亚临床特征的同龄老人,说明这些病变可能已经造成脑部的缺血、缺氧及脑功能损伤。此外,整体功能水平降低,如老年人听力下降使其与外界环境的接触以及对外界刺激的加工减少,也可降低老年人对外界环境的感知和认同;躯体功能,特别是操作性活动减少也可导致认知功能减退。有人发现,冠脉搭桥手术后的患者常出现短期记忆丧失和注意力下降,还有人认为,任何一种大的外科手术都可能导致大脑皮质功能的上述改变。

3. 精神、心理异常　轻松、愉快、多彩的生活环境可促进实验动物大脑皮质的增长,使脑重量增加。相反,不良的心理、社会因素,如负性生活事件、处境困难、惊恐、抑郁等均可成为认知障碍的诱因。近年来,利用电子X射线计算机断层成像与磁共振对精神活动失调患者的脑成像进行研究发现,社会心理功能减退患者的有关脑区的皮质萎缩。用正电子发射断层成像和单光子发射计算机断层成像结合同位素示踪,对脑局部脑血流和18氟-脱氧葡萄糖或11碳-脱氧葡萄糖代谢的研究证实,精神失常患者的有关脑区局部血流低灌注,葡萄糖利用率降低。用电子显微镜观察并经图像分析发现,精神分裂症患者的有关脑区神经细胞数目减少,细胞体积变小。

4. 人文因素的影响　在诸多的人文因素中,受教育程度是报道最多、结果最恒定的影响认知的因素,认知测验的得分与受教育年限呈负相关。社会地位低下、经济生活状况较差与认知功能减退和痴呆的发生有一定关系。但在多因素分析中控制了年龄、性别、卒中史等较重要的因素后，社会经济因素的影响一般不再显著。此外，女性认知功能损害的发生率高于男性，对各年龄组进行多因素分析的结果表明，这种差异与女性的受教育程度较低和慢性病患病率较高有关。

5. 学习、记忆障碍　学习、记忆是一种复杂的动态过程，对学习、记忆基本机制的了解得益于对一种低等无脊椎动物海兔的简单的神经系统的研究。记忆是处理、储存和回忆信息的能力，与学习和知觉相关。记忆过程包括感觉输入→感觉记忆→短时记忆→长时记忆→储存信息的回忆等过程。短时记忆涉及特定蛋白质的磷酸化和去磷酸化平衡，而长时记忆除特定蛋白质的磷酸化改变外，还涉及新蛋白质的合成。在大脑皮层不同部位受损伤时，可引起不同类型的记忆障碍，如颞叶海马区受损主要引起空间记忆障碍，蓝斑、杏仁核区受损主要引起情感记忆障碍等。

6. 失语　由于脑损害所致的语言交流能力障碍。患者在意识清晰、无精神障碍及严重智能障碍的前提下，无视觉及听觉缺损，亦无口、咽、喉等发音器官肌肉瘫痪及共济运动障碍。

鉴别诊断常与精神分裂症鉴别，精神分裂症属于重型精神病，是精神病中最严重的一种。病因未明，多青壮年发病，隐匿起病，临床上表现为思维、情感、行为等多方面障碍以及精神活动不协调。患者一般意识清楚，智能基本正常。

精神分裂症是一种精神科疾病，是一种持续、通常慢性的重大精神疾病。主要影响的心智功能包含思考及对现实世界的感知能力，并进而影响行为及情感。感觉过敏、感觉减退、内感性不适，如错觉、幻觉。

7. 感知综合障碍　客观事物的个别属性，如大小、长短、远近产生变形。

治疗临床上常用的药物：①改善脑血流的治疗，包括二氢麦角碱制剂，如喜得镇、活血素、依舒佳林、凯尔等；②改善脑部供氧的治疗，如高压氧舱、都可喜等；③改善学习和记忆的药物，如脑复康(吡拉西坦)、三乐喜(阿尼西坦)等；④神经营养药物，如神经生长因子、脑活素、爱维治、胞二磷胆碱、能量合剂等。上述药物虽然在临床上常用，但尚缺乏循证医学证据。临床上把认知损害进行分类，如执行功能障碍、记忆障碍、视空间障碍等，采取有针对性的、反复的训练，在训练中注意目的性和趣味性，使患者较为容易接受。

第二节　作业疗法

作业疗法是应用有目的的、经过选择的作业活动，对由于躯体方面、精神方面、发育方面有功能障碍，不同程度地丧失生活自理能力和劳动能力的患者进行评价、治疗和训练的过程。通过作业治疗使其最大限度地恢复或提高生活和劳动能力，并能作为家庭和社会的一员过着有意义的生活。作业疗法作为康复治疗过程中很重要的一部分，是患者从医院、康复中心回归家庭、社会的桥梁。

1. 作业治疗日的

(1)改善患者的机体状态。

(2)提高功能水平。

(3)提高适应环境的能力。

(4)维持和开发其自立能力。

(5)提高生产作业能力。

(6)提高娱乐性作业能力。

(7)建立代偿机制。

2. 作业疗法分类

(1)自我照顾性作业:进食、洗脸、刷牙、洗澡、更衣、转移等。

(2)生产性作业:受薪工作、学业活动等。

(3)文娱作业:体操、球类、读书、画画、弹琴等。

3. 作业疗法流程　采集和分析患者资料→作业活动评定→发现问题→制定治疗计划→实施计划→疗效评定→出院。

4. 作业疗法评定　作业治疗评估是应用康复医学方法对残疾者或功能障碍者的残存功能或恢复潜力进行评估,以便制订治疗计划,对治疗结果及随访结果进行综合分析的过程。通过评估确定患者的功能障碍、代偿潜力、治疗目标、治疗方案及治疗效果。而患者也会因接受评定而得到对自己正确的认识,这也是对错误"身体像"的修正机会。临床常用的作业治疗评估方法及步骤如下。

(1)查阅病历:通过阅读病历可以了解康复对象的病史、疾病诊断、治疗经过、用药或手术情况以及其他专业的检查、评定结果。特定的疾病诊断与某些作业活动障碍存在着必然的联系。通过了解病史和疾病诊断,可以使治疗师提前考虑评定与治疗的过程中应注意的问题,从而避免发生不良反应。

(2)与康复对象面谈:这是作业治疗师获取患者全面真实信息的一种很重要的方式。面谈是在特定的环境下与康复对象面对面进行的。从广义上说,在一般场合与康复对象的交谈,如检查、测量中或作业活动训练中与康复对象的交流,在食堂、休息室里的聊天等均可视为面谈的方式,治疗师应充分、有效地利用这些机会与康复对象进行沟通。但是面谈需要技巧,才能取得良好的效果。

首先,要明确面谈的目的与意义。听取康复对象关于过去、现在和将来的情况以及对未来的需求和想法等,培育和建立与康复对象的和谐关系,利用交谈对康复对象进行治疗。

其次,面谈的技巧。作业治疗师与康复对象之间可能会在文化、社会、教育、宗教等背景或价值观上有所不同,但重要的是不要拘于成见,不要将治疗师自己的价值观强加给康复对象,在谈话中要尽量注意回避可能会使康复对象感到有不同观点的语言。希望了解的内容要在面谈前整理好,即预先组织谈话内容。提问时不要机械、生硬地一项一项追问,而要从容地、声调和缓地提问。要注意提问的方法,治疗师的目光、语态、姿势、态度、谈话时与康复对象的距离,面谈的环境等因素对康复对象的影响。

第三,观察。治疗师通过与康复对象交谈了解到其能做什么、不能做什么、期望能做什么以及优先考虑的治疗目标后,需要进一步观察康复对象实际完成这些作业活动的情况。在观察的过程中,治疗师要注意活动障碍种类和为完成日常生活活动所需要帮助的水平即帮助量,可以使用标准化的 ADL 评定量表进行观察。

第四,检查相关的功能障碍因素。对哪些功能障碍进行检查,是治疗师在了解了病史、疾病诊断之后，并在与康复对象交谈以及亲自观察的基础上做出的选择。一旦确定作业活动障碍的方面或种类并提出导致作业活动障碍的可能原因，治疗师需要进一步通过具体的评定来检验自己的假设或判断是否正确。

第五，建立作业治疗诊断。在综合、归纳和总结所有资料的基础上，提出作业治疗诊断。作业治疗诊断包括各种作业活动障碍和影响作业活动完成的各种相关因素。

第六，病历记录。病历记录包括评定记录和治疗经过记录、初期评定记录、主诉、现病史及治疗经过、既往史、家族史、职业史、作业治疗评定报告（单）、合并症问题点、治疗目标（远期目标、近期目标）、治疗计划、记录、治疗经过记录（康复对象每次治疗的经过及发生的改变）等情况。

5. 作业治疗的项目内容　①按作业治疗名称分为编织、木工、认知等；②按治疗的内容分 ADL 训练、文娱治疗等；③按治疗目的和作用分减轻疼痛、增强肌力耐力、改善协调等；④按作业治疗的功能分功能性作业治疗，即 ADL 训练，分基础性日常生活活动（BADL）和复杂性或工具性日常生活活动（IADL）；职业作业治疗包括职业前评定和职业前训练及职业训练；娱乐活动；评定和治疗；作业宣教和咨询；环境干预；辅助技术，矫形器、辅助器、假肢使用训练。

第三节　日常生活活动训练

日常生活活动训练在康复中是非常重要的内容之一，具有运动功能障碍的人重新建立生活信心，积极投入康复治疗，往往就是从获得最简单的生活能力开始的，而且日常生活活动能力的水平也是决定患者康复程度及回归社会目标的重要因素。因此，日常生活活动训练绝不是可有可无的生活琐事！康复医务工作者必须予以足够的重视，提高日常生活活动能力是作业疗法一个主要的工作内容。

日常生活活动（ADL）是指为了保持生存及适应生存环境，人们每天都要必须进行的、最基本的、最具有共性的反复性活动，分为基础性日常生活活动（BADL）和复杂性或工具性日常生活活动（IADL）。

BADL 包括穿脱衣服、进食、刷牙、洗脸、梳洗修饰、洗澡、上厕所、移动（翻身、从床上坐起、转移、行走、驱动轮椅、上下楼梯等）。IADL 包括使用交通工具、管理钱财、购物、做饭、服药、维护日常安全等活动。

1. 评定目的　①确立日常生活活动的独立程度；②确定哪些日常生活活动需要帮助，需要何种帮助以及帮助的量；③为制定康复目标和康复治疗方案提供依据；④为制订环境改造方案提供依据；⑤观察疗效，评估医疗质量；⑥进行投资-效益比分析。

2. 步骤

（1）整理已有资料，如查阅病史、查房记录，询问有关医师、护士和治疗师，了解有关患者的功能和受限情况。

（2）首次交谈的目的是了解患者的文化修养和价值观念、有关习俗、职业情况、功能方面的状况与需要、与患者有关的外在条件，并争取患者的合作。

（3）按标准评定表进行评定。

（4）完成 ADL 评定的记录和报告。

（5）再评定注意事项：①评定方法，应尽量以直接观察法为主，在评定一些不便完成或较难控制的动作（如大小便控制、穿脱紧身衣裤等）时，常通过询问患者或家属的方式进行评定；②评定时机，在实际生活环境中对患者进行评定时，要把握恰当的评定时机，例如，在进餐时评定进食情况、在晨起时评定其穿衣技巧；③评定项目的安排要从简单容易的开始，逐渐过渡到较复杂困难的项目，对于一些不安全和患者无法完成的项目要删去，并注意不要在患者太疲倦的情况下进行评定，以免影响结果的准确性，如果评定项目较多，可以分成几次进行；④争取合作，在进行间接评定时，必须分析患者心理状态，争取患者的合作，以免其有意夸大或掩盖事实，从而保证评定结果的准确性。

3. 评定量表选择

（1）PADL 常在医疗机构内应用，而 IADL 多在社区老年人和残疾人中应用。

（2）单纯评定 PADL 时首选 Barthel 指数或日本 ADL 量表；如果除了 PADL 情况外尚需了解认知功能时可选 FIM。

（3）若需单纯了解患者的 IADL 情况可首选 FAQ。

第四节　功能性作业训练

功能性作业训练适用于因各种原因造成的躯体功能障碍或肢体（尤其是上肢）功能障碍患者，如儿童脑性瘫痪、小儿麻痹后遗症、肌营养不良、截肢后、骨关节损伤后、手部损伤、颅脑损伤、脊髓损伤、脑血管意外后、关节疾患等。

作业活动项目针对不同患者的选择比较灵活。根据患者的功能状况、兴趣、爱好、心理状况等进行选择，尽量让患者主观上愿意去做，这样才能取得好的治疗效果。同一个治疗目的可以选择不同的作业活动。在这里就基本原则做一介绍，在临床治疗过程中可以灵活运用。

一、准备

1. 物品准备　滚筒、插孔板、套圈、砂磨板、手指训练器、套杯、打字机、缝纫机、编织用具、刺绣用具、制图用具、木工用具、皮革、工艺及机械维修基本工具、笔、纸、玩具、大球、感知觉训练用器材、桌、椅、板凳等。

2. 要向患者说明治疗目的、方法和注意事项，让患者明白该项治疗对他的功能恢复有什么样的作用，这样患者才能主动去锻炼。

二、方法

1. 作业治疗师对患者的一般情况及功能情况进行评定。

（1）上肢情况评定：包括关节运动范围、肌力、动作协调性、感觉、肌张力、耐力、有无异常运动以及日常生活中的运用能力。按左上肢、右上肢、两侧上肢共用的次序分别进行评定。

（2）躯干及下肢功能情况评定：包括平衡能力、坐位和站位耐力、感觉、肌张力、行走、步态等。

2. 根据评定情况，找出患者存在的问题，确定需优先解决的问题。

3. 确定治疗目标，如增大关节运动范围、增强肌力、改善运动的协调性和灵活性、改善手的灵巧性、提高肌肉运动的耐力和改善对运动的调控等。

4. 作业治疗师针对患者的功能情况和治疗目标进行作业分析。

(1)作业活动的技能成分分析：包括运动、感觉、智能、心理、社交等方面。

(2)患者的功能状况分析：包括患者的姿势与体位、关节运动方向和活动范围、肌肉收缩的方式、抵抗负荷、协调性和平衡能力等。

5. 根据患者的功能状况和作业活动分析情况，选择适合患者功能的治疗性作业活动。

(1)脊柱伸展、旋转、侧屈运动：可选择磨砂板、插板、传球套圈等活动。

(2)肩肘屈伸功能训练：可选择木工(如刨木、拉锯)、插板、砂磨、肩抬举器等活动。

(3)肩外展内收功能训练：可选择磨砂板、书法(写大字)、绘画、绕经纬线、情景模拟互动游戏等活动。

(4)手腕活动训练：可选择写字、粉刷、木工(锤打)、绘画情景模拟互动游戏等活动。

(5)手指精细动作训练：可选择黏土塑像、陶土工艺、编织、刺绣、装订、弹琴、书法、插板、健身球运动、打字、珠算、分拣、组装、结绳、下棋等活动。

6. 确定作业训练的活动时间、活动强度、间歇次数。一般活动量由小逐渐到大。活动时间和间歇次数根据患者的体能情况和功能要求而定。

7. 实施功能性作业训练(以套圈训练为例)。

(1)肩前屈：可立式木棍(长、中、短)放在桌上(正前方、左前方、右前方)，根据训练目的摆放。患者坐位，面对木棍，患手取桌上套圈尽最大可能肩前屈套到木棍上，然后再取下来。该活动还可同时锻炼肘伸展，前臂旋前、旋后，手指抓握伸展，手拿物品的能力等。单手完成不了的可以健手带动患手一起完成。

(2)肩外展：把可立式木棍放在患侧适当的距离，以患者上肢能尽量伸展开并且稍努力就能够到为宜，患者坐位，患手取前面桌上的套圈外展套到木棍上。该活动还可同时锻炼肩前屈、伸肘、肩外旋、前臂旋后、腕背伸等功能。

(3)上肢整体功能训练：地面放不同物品，患者立位拿圈套地面物品，套住的东西可以作为奖品鼓励患者。该活动还可以锻炼患者平衡能力，身体反应能力，手眼协调能力，上肢及手部的各种能力等。

在临床治疗工作中，类似这样的活动有很多，训练工具可以不变，但训练方法是灵活多变的。

8. 结果评定　通过评定，了解治疗效果，决定是否继续治疗或需调整治疗方案，决定患者是否结束治疗。

三、注意事项

1. 选择功能性作业活动时要注意考虑患者的运动功能需要、心理需要和社会生活技能的需要，同时还要考虑患者的性别、年龄、文化程度、个人兴趣等因素。

2. 功能性治疗活动是经过改良的、有一定治疗目标的、对患者身体功能有一定治疗作用的、患者本人参加的、符合患者兴趣的、活动量可调节的活动，不符合这些特点的活动不宜作为功能性作业治疗活动。

3. 功能性作业训练可在作业治疗室进行，也可在家自行练习。

四、训练中常见问题的处理

1. 肩关节疼痛　保护好肩关节，避免过多的牵拉和大幅度的运动；肩关节的训练暂停1～2周。

2. 肩关节半脱位　训练者不要牵拉患手；坐位时可将患侧手放在面前的桌子上或轮椅的扶手上；站立或行走时可使用肩吊带固定患侧上肢，还可进行患侧上肢负重训练。

3. 患侧手肿胀（多见于肩-手综合征）　注意保护患侧肩关节；经常将患侧上肢抬高；手腕经常处于背伸位；尽可能不要在患侧手部静脉输液。

4. 患足下垂、内翻　经常在斜板上站立训练；行走时穿靴形踝足矫形器；用绷带绑扎，支持足踝。

第七章　言语治疗

第一节　概　述

一、失语症的定义与病因

失语症是由于大脑损伤所引起的组织语言能力丧失或低下，可以在以下几方面出现困难。口语和书面语言；识别图片和物体；口语、书面语和手势语的交流。

常见病因有脑血管、脑外伤、脑肿瘤、感染等，其中脑血管病是其最常见的病因。

脑卒中所致失语症的发病率，国外做过统计，850 名急性期患者，发现 21% 有失语症。失语症的表现为似乎失去语言或语言功能不全的状态，应与以下障碍相鉴别：①意识障碍；②痴呆；③运动性构音障碍；④其他高级脑功能障碍，如失用、失认等。

失语症的语言症状有以下几点。

（一）听觉理解障碍

听觉理解障碍是失语症患者常见的症状，是指患者对口语的理解能力降低或丧失。失语症的类型和程度不同而表现出在字词、短句和文章不同水平的理解障碍。

1. 语义理解障碍　此状况失语症最常见，患者能正确辨认语音，但存在连续的音义连续中断以致部分或全部不能理解词意。常见以下几种情况：①在重症情况下，对日常生活的常用物品名称或简单的问候语也不能理解；②在中等重度时，患者可以理解常用的名词无困难，对不常用的词有困难，或者对名词无困难，但对动词不能理解；③轻症患者往往在句子较长，内容和结构复杂时不能完全理解。

2. 语音辨识障碍　患者能像常人一样听到声音，但听到对方讲话时，对所听到的声音不能辨认，给人一种似乎听不见的感觉，患者可能会说听不懂你的话或不断地让对方重复或反问，典型的情况称为纯词聋，是临床上偶见的语言理解障碍。

(二)口语表达障碍

1. 发音障碍　失语症的发音障碍与言语产生有关周围神经肌肉结构损害时的构音障碍不同,发音错误往往多变,这种错误大多由于言语失用所致。重度时仅可以发声,在中度时可见随意说话和有意表达的分离现象,刻意表达明显不如随便说出,模仿语言发音不如自发语言且发音错误常不一致,可有音律失调和四声错误。

2. 说话费力　与发音障碍有关,表现为说话时言语不流畅,患者常伴有叹气,面部表情和身体姿势费力的表现。

3. 错语　常见以下 3 种。①语音错语是音素之间的置换,如“香蕉”说成“香猫”;②词意错语是词与词之间的置换,如“桌子”说成“椅子”;新词则是用无意义的词或新创造的词代替说不出的词,如“铅笔”说成“磨小”。

4. 杂乱语(也称奇特语)　在表达时,大量错语混有新词,缺乏实质词,以致说出的话使别人难以理解。

5. 找词困难和命名障碍　患者谈话过程中因找词困难常出现停顿,甚至沉默或表现出重复结尾词、介词或其他功能词。所有患者都有不同程度的找词困难。如患者找不到恰当的词来表明意思,而以描述说明等方式进行表达时,称为迂回现象。当面对物品或图片时,不能说出物品或图片名称是命名障碍。

6. 刻板语言　常见于重症患者,可以刻板单音,如“嗒,嗒”“八,八”,也可以是单词如“妈妈,妈妈”“人啊,人啊”,这类患者仅限于刻板语言。即任何回答都以刻板语言回答。

7. 言语的持续现象　持续重复同样的词或短句,在找不到恰当的表达反应时出现,如有的患者被检查时,已更换了图片,但仍不停地说前面的内容。

8. 模仿语言　一种强制的复述检查者的话,称模仿语言,如检查者询问患者“你多大岁数了”,患者重复“你多大岁了”。多数有模仿语言的患者还有语言的补完现象,例如,检查者说“1,2”,患者可接下去数数,检查者说“锄禾日当午”,患者接下去说“汗滴禾下土”。有时补完现象只是自动反应,实际患者并不一定了解内容。

9. 语法障碍　表现为失语法和语法错乱:①失语法表达时缺乏语法结构,不能很完整地表达意思,类似电报文体,称电报式言语;②语法错乱指句子中的实意词,虚词存在,但用词错误,结构及关系紊乱。

10. 复述　要求患者重复检查者说的词句时,有复述障碍者,不能准确复述检查者说出的内容,如完全性失语患者,几乎完全不能复述。布罗卡氏(运动性失语)患者表现为较长语句不能准确复述。有些类型失语症可以较好复述,如经皮质运动性失语、经皮质感觉性失语等。

(三)阅读障碍

因大脑病变致阅读能力受损称失读症。阅读包括朗读和文字的理解,这 2 种可以出现分离现象。

1. 形、音、义失读　患者既不能正确朗读文字,也不理解文字的意义,表现为词与图的匹配错误,或完全不能用词与图或实物匹对。

2. 形、音失读　表现为不能正确朗读的文字,但却理解其意义,可以按字词与图或实物配对。

3. 形、义失读　能正确朗读，却不理解文字的意义。失读患者对文字的阅读理解也表现在语句的层级上，能正确朗读文字，文字与图匹配也正确，当组成句后不理解。

（四）书写障碍

书写不仅涉及语言本身，而且还有视觉、听觉、运动觉，视空间功能和运动参与其中，要判断书写障碍是否是失语性质，检查项目包括自发性书写、分类书写、看图书写、写句、描述书写、听写和抄写。失语症的书写常见于以下几种表现。

1. 书写不能　可简单画一画两画，构不成字形。

2. 构字障碍　字看起来像字，但有笔画增添或减少，或字的笔画全错。

3. 镜像书写　见右侧偏瘫用左手写字者，即笔画正确，但方向相反，可见写出的字与镜中所见相同。

4. 书写过多　口语表达中的语言过多，书写中混杂一些无关字、词或造句。

5. 惰性书写　写出一字后，让患者写其他词时，仍不停写前面的字词，与口语的言语保持现象相似。

6. 象形书写　不能写字，以图表示。

7. 错误语法　书写句子出现语法错误，常与口语中的语法障碍相同。

二、失读症

失读症是指没有视觉障碍或智能障碍的患者。由于大脑病变导致对语言文字的阅读能力丧失或减退。

失读症常为失语症的表现之一，一般失语症检查都包含了阅读检查、汉语失读症检查法，其基本内容有以下几方面。

1. 词的视觉认知

（1）词-图、词-物匹配，即要求患者将词与相应的物体或图片匹配。

（2）听词指词，即要求患者指出检查者所说出词的卡片。

2. 阅读

（1）数字朗读，即要求患者正确读出数字 1～20。

（2）合体字及其组成部分的认读，即要求患者认读一些偏旁和独体字，如“日”“月”以及所组成的合体字“明”等。

（3）字词阅读，字词包括近形、近音、近意字和象形、指事、形声、会意字及双音节词和成语。要求患者朗读，不论其读出与否，均要求解释字词意思，且同时注意患者对读不出的词用手指描画后能否认知。

（4）语句理解，选择正确答案完成句子、执行书面命令、看图答题（是非题）。

（5）短文阅读，要求患者首先朗读，根据短文内容回答书面是非题。

三、失写症

失语性失写：①非流畅性失写；②流畅性失写；③其他失语性失写；④失读伴失写；⑤Gerstmann 综合征患者的失写；⑥纯失写；⑦精神错乱状态失写症；⑧深层失写症；⑨分

离性失写症。

四、失语症

（一）评定方法

1. 国际常用的失语症评定方法　①波士顿诊断性失语症检查（BDAE）；②日本标准失语症检查（SLTA）；③西方失语症成套测验（WAB）；④Token 测验。

2. 国内常用的失语症评定方法　①汉语标准失语症检查；②汉语失语症成套测验（ABC 由会话、理解、复述、命名、阅读、书写、结构与视空间、运用、计算、失语症总结十大项目组成，此检查法按规范化要求制定统一指导语、统一评分标准、统一图片、文字卡片及统一失语症分类标准）。

（二）评定报告

报告书中应记载的评定结果。

听：有无听、理解障碍及其水平，内容是否与话题不同有关，检查认知障碍的有无和程度。

说：有无自发性言语，说话水平（音节、单词、句子、文章）及其内容如何，语言的流畅度，有无错误构音，有无命名困难，有无错语，有无刻板语。

读：有无阅读理解障碍及程度，有无影响阅读的因素。

写：有无书写障碍，有无影响书写的因素。

计算：是否保留数的概念，笔算水平，注意因失写造成笔算水平衡量的失误。

并发症问题或可疑症状：有无构音障碍，行为、认知异常、运动、听力、视觉异常。

一般问题：有无脑功能低下，注意力是否集中，检查态度如何，有无可能出现的其他问题。

第二节　语言治疗的途径和原则

（一）治疗途径

1. 训练和指导是语言治疗的中心，包括听觉的活用，促进言语的理解，口语表达，恢复或改善构音功能，提高语音清晰度等语言治疗。指导主要包括对患者本人进行训练指导，也包括对患者的家属进行指导，特别是对重症患者的家属和患儿的家长进行训练和注意事项的指导。

2. 手法介入。

3. 辅助具：为了补偿功能受限，有时需要装配辅助具，如重度运动性构音障碍腭咽肌闭合不全时，可以给患者戴上腭托，以改善鼻音化构音。

4. 替代方式：当重度言语障碍很难达到正常的交流水平时，就要考虑使用替代交流方式，如手势、交流板和言语交流器等。

5. 失语症治疗的适应证和训练程序　原则上所有失语症患者都是语言训练的适应证，但有明显意识障碍，情感、行为和精神异常以及全身状况差不能配合训练者除外。

（二）治疗时机

原发疾病不再进展，生命体征稳定，应尽早开始训练。开始训练的时间越早，训练效果越好。

当患者出现以下状况时，可考虑停止语言训练：全身状态不佳、意识障碍、重度痴呆、拒绝和无训练要求；或经过一段时间训练后已达到相对静止状态（也称为平台期）时，亦可考虑停止语言训练。

（三）治疗原则

言语治疗是促进交流能力的获得或再获得，就是治疗人员给予某种刺激，使患者做出反应，正确的反应要强化（正强化），错误的反应要加以更正（负强化），反复进行可以形成正确的反应，纠正错误的反应。

基本过程：

1. 出示给患者事先准备好的刺激，比如图片、文字或实物等。

2. 若患者反应正确（正反应），告诉他回答正确（正强化）。

3. 若患者反应不正确（错误反应），则告知错误（负强化）。

4. 患者和治疗师的努力，患者的正反应增多，并固定下来。

5. 正反应固定下来以后，则向上移一阶段的课题。

6. 反复进行，当达到目标阶段时结束。

（四）治疗的要求

1. 训练场所选择　对于脑血管病急性期或脑外伤患者及个别重症的患者，可在床边进行训练。当患者可以借助轮椅活动时，可在训练室进行治疗。

2. 训练室内尽量避免过多的视觉刺激　大部分语言障碍患者是脑损伤，其注意力极易分散，也极易疲劳，所以训练室内要简洁、安静。

3. 治疗次数和时间　每天训练时间就由训练者以及诊治患者的人数决定，至少保证0.5～1 h。患者在训练期间精神较为集中，时间稍长会感到疲劳，因此在训练上要随时观察患者的身体情况，以防出现意外或原发疾病再次复发等情况。

（五）疗效

研究发现，失语症患者的语言功能存在一定程度的自然恢复，其病理基础是未损伤的部分大脑在局部大脑损伤后获得功能。

目前大多数学者肯定语言治疗是有效的，并认为其效果不是自发恢复的结果，而且证明专业人员的语言治疗才有效。根据患者的情况每天可安排1～2次训练，每次训练时间为30～60 min。

（六）预后

失语症的预后与以下的因素有关。

1. 原发病、病灶部位和大小　颅脑外伤比脑卒中的预后好，病灶小者预后较好，单一病灶预后优于复发、多病灶者。

2. 病情轻重程度　病情轻者预后好。

3. 并发症的有无　无并发症者预后好。

4. 训练开始时间　训练开始时间越早预后越好。

5. 发病年龄　发病年龄越年轻预后越好。

6. 失语类型　表达障碍型者比理解障碍型者预后好。

7. 利手关系　左利或双利者比右利者预后好。

8. 智力　智商高者比低者预后好。

9. 性格　外向性格者预后好。

10. 训练的积极性和对恢复的期望　积极训练者预后好;迫切要求恢复者预后好。

失语症绝大多数涉及听、说、读、写 4 种语言模式的障碍以及计算障碍,但这些障碍程度可能不是等同的,某种失语症以听觉理解障碍为突出表现,某种失语症以口语表达障碍为主要表现,还可能某种失语症其他语言模式基本保留,只是有命名障碍。随着治疗的进程,障碍的程度和模式会发生变化。因此,可按照语言模式和严重程度选择模式,原则上轻度和中度失语症者以直接改善其功能和日常生活交流能力为目标,而重症者则把重点放在活化其残存功能上。

第三节　构音障碍

一、构音障碍的定义与分类

构音障碍是指在言语活动中,由于构音器官的运动或形态结构异常,环境或心理因素等原因所导致的语音不准确的现象,称为构音障碍。主要表现为发声困难、发音不准、咬字不清、声响、音响、音调及速度、节律等异常和鼻音过重等言语听觉特征的改变,分为以下 3 类。

1. 运动性构音障碍　是指由于神经病变、与言语有关肌肉麻痹、收缩力减弱或运动不协调所致的言语障碍。本节主要介绍此种障碍。

2. 器官性构音障碍　是指由于先天和后天原因结构异常所致的构音障碍。临床上最常见的是由于唇腭裂所致的构音障碍,其次为舌系带的缩短。

3. 功能性构音障碍　是指发音错误,表现为固定状态,但找不到明显原因的构音障碍,临床多见于儿童。特别是学龄前的儿童。

二、运动性构音障碍的评定与治疗

运动性构音障碍是由于神经病变、与言语有关肌肉的麻痹、收缩力减弱或运动不协调所致的言语障碍。此定义强调呼吸运动、共鸣、发音和韵律等方面的变化,从大脑到肌肉本身的病变都可引起言语症状。病因常见于脑血管意外、脑肿瘤、脑瘫、肌萎缩侧索硬化、重症肌无力、小脑损伤、帕金森病、多发性硬化等。此种障碍可以单独发生,也可以与其他语言障碍同时存在。

根据神经解剖和言语声学分为 6 种类型。迟缓型构音障碍、痉挛型构音障碍、运动失调型构音障碍、运动过弱型构音障碍、运动过强型构音障碍、混合型构音障碍。

汉语构音障碍评定法是李胜利等依据日本构音障碍检查法和其他发达国家构音障碍评定方法制定的理论。评定法包括两大项目:构音障碍检查和构音检查。通过此方法的评定不仅可以检查出患者是否患有运动性障碍和程度,也可用于器质性构音障碍和功能性构音障碍的评定。

评定的目的和内容:构音障碍的有无、种类和程度判断。

原发疾病及损伤部位的推定可作为制订治疗计划的依据。

构音障碍治疗的目的是促进患者发声说话,使构音器官重新获得运动功能。治疗要在安静场所进行,急性期可以在床边进行,如果能够在轮椅上坚持30 min,可在治疗室内进行治疗。治疗多采用一对一方法,也可以配合进行集体治疗。

(一)治疗原则

1. 针对言语表现进行治疗　目前,言语治疗的观点认为,治疗侧重往往针对的是异常言语表现,而不是按构音障碍类型进行治疗。治疗计划的设计应以言语表现为重点,兼得各种不同类型构音障碍特点进行设计。言语的发生受神经和肌肉控制,身体姿势、肌张力、肌力和协调能力都会影响言语的质量。言语治疗应从这些状态开始,这些状态的改善会促进言语能力的提高。

2. 按评定结果选择治疗顺序　一般情况下,按呼吸、喉、腭和腭咽区、舌体、舌尖、唇、下颌运动逐个地进行训练。要分析这些结构与言语产生的关系,根据构音器官和构音评定的结果,决定治疗从哪一环节开始和先后的顺序。一般来说,要遵循循序渐进、由易到难的原则。

3. 选择适当的治疗方法和强度　适当的治疗方法对提高疗效非常重要,治疗的次数和时间原则上越多越好,但要注意个体差异,尽可能根据患者的生活、年龄、认知水平等,还要有趣味性,避免过度疲劳。

(二)构音障碍治疗的具体方法

1. 呼吸训练　呼吸气流的量和呼吸气流的控制是正确发声的基础,呼吸是构音的动力,必须在声门下形成一定的压力才能产生理想的发声和构音,因此进行呼吸控制训练是改善发声的基础。重度构音障碍患者往往呼吸很差,特别是呼气相短而弱,很难在声门下和口腔形成一定压力,呼吸应视为首要训练项目。

(1)首先应调整坐姿,如果患者可以坐稳,应做到躯干要直,双肩水平,头保持正中位。

(2)如果患者呼气时间短而且弱,可采取辅助呼吸训练方法,治疗师将双手放在患者两侧肋骨稍上方的位置,然后让患者自然呼吸,在呼气终末时给胸部以压力,使患者呼吸量增加,这种训练也可以结合发声、发音一起训练。

(3)口、鼻呼吸分离训练,平稳地由鼻呼气,然后从口缓慢呼出。

(4)治疗师数"1、2、3"时,患者吸气,然后数"1、2、3"后憋气,再数"1、2",时间至10 s。

(5)呼气时尽可能长时间的发"s""f"等摩擦音,但是不出声音,经数周训练,呼气时进行同步发音,坚持10 s。

2. 放松训练　痉挛性构音障碍的患者,往往有咽喉肌群紧张,同时肢体肌肉张力也增高,通过放松肢体的肌紧张可以使咽喉肌也相应放松。进行放松训练的部位包括:①足、腿、臀的放松;②腹部、胸部及背部;③肩、颈、头。训练时取放松体位,闭目,精力集中于放松的部位,设计一些运动使患者先紧张肌肉,然后再放松。可根据患者的情况,把更多的时间花在某一部位的训练上。

3. 构音改善的训练

(1)下颌、舌、唇的训练:当出现下颌的下垂或偏移而使口不能闭合时,可以用手拍打下颌中央部位和颞颌关节附近的皮肤,不仅可以促进口的闭合,还可以防止下颌的前伸。也可利用下颌反射的方法帮助下颌的上抬,多数患者都有不同程度的口唇运动障碍而致发音歪曲或置换成其他音,所以要训练唇的展开、闭合、前突、后缩运动,也要训练舌的前伸、后缩、上举和侧方运动等。弛缓性构音障碍患者,舌表现为软瘫并存在舌肌的萎缩,此类患者主要应进行舌肌力量训练。

(2)语音启动:患者在进行构音运动训练后,要尽量长时间保持这些动作,随后做无声的发音动作,最后轻声引出音,如元音“a”“i”,然后发辅音,先有双唇音开始如“b、p、m”,能发音后,将辅音与元音结合,“ba、pa、ma”等。熟练后,就将用元音+辅音+元音的形式继续训练,最后过渡到单词和句子。

(3)语速控制:可利用节拍器控制速度,由慢开始逐渐变快,患者随节拍器发音可以明显增加言语清晰度。

(4)语言辨别训练:患者对音的分辨能力对准确发音非常重要,所以要训练患者对语音的分辨,首先要分辨错音,通过口述或放录音,也可以采取小组形式,患者说一段话后,让其他患者评议,最后由治疗师纠正,效果更好。

4. 克服鼻音化训练　鼻音化构音是由于软腭运动减弱,腭咽部不能适当闭合而将非鼻音发成鼻音。改正方法如下:①引导气流通过口腔,如吹蜡烛、吹哨子等;②“推撑”疗法,患者把双手放在桌面上向下推,在用力同时发“啊”音,促进腭肌收缩和上抬。发舌根音“卡”也可以用来加强软腭肌力促进腭咽闭合。

5. 克服费力音训练　由于声带过分内收致使发音时声音似从喉部挤出来,听起来喉部充满力量,因此,克服费力音训练是让患者获得容易的发音方式。如:①训练患者随着“喝”的音发音,此音是声带外展产生,可以用来克服费力音;②咀嚼训练可以使声带放松和产生适当的肌肉张力,训练患者咀嚼时不发声到逐渐发音。

6. 克服气息音训练　声门闭合不充分可以引起气息音,因此要训练在发声时关闭声门。“推撑”方法可以促进声门闭合。另一种方法是用一个元音或双元音结合辅音和另一个元音发音。此法可诱导产生词、词组和句子。

7. 韵律训练　利用电子琴等乐器让患者随音的变化训练音调和音量。

8. 交流辅助系统的应用　部分重度患者可以使用,有最简单的有用图片或文字构成的交流版,通过板上内容表达各种意愿。体积小,携带方便,利于操作,我国还有待进一步开发。

第八章 康复心理干预

随着生活压力的增大，越来越多的人受到精神障碍、心理问题的困扰，为了更好地解决这些问题，一些物理治疗方法正在被开发，与已确立的药物治疗和心理治疗2大领域相互补充，这些方法被逐步运用于精神障碍的临床治疗和心理健康的康复治疗中。作为一类治疗方法，主要包括一些大脑局部电刺激，但这些治疗方法在创伤性和介入方面存在较大差异（表8-1）。

表8-1 大脑局部电刺激治疗法总览

全称（首字母缩写）	刺激部位	所适用精神障碍	临床运用状况
电抽搐治疗（ECT）	皮质	抑郁症，躁狂症，焦虑症	已批准运用
重复经颅磁刺激（rTMS）	皮质	抑郁症	抑郁症的核心临床实验已完成，在精神科已使用
迷走神经刺激（VNS）	颈神经、颅神经	抑郁症	批准用于治疗难治性抑郁症
磁痉挛治疗（MST）	皮质	抑郁症	正在实验中
深部大脑刺激（DBS）	皮质下	抑郁症	批准运用于帕金森病，对抑郁症的实验正在进行中
经颅直接电刺激（tDCS）	皮质	物质滥用，抑郁症	正在实验中
经皮电神经刺激（TENS）	外周神经	疼痛	批准用于疼痛治疗中
焦点交流电治疗（FEAT），也称为经颅交流电刺激（tACS）	皮质	抑郁症	正在实验中
焦点交流电痉挛治疗（FEAST）	皮质	抑郁症	正在实验中

注：表中临床运用状况采用美国FDA标准。

表中列举了目前所用和正在研究的各种大脑刺激的方法，除此之外，生物反馈技术也常用于精神心理科的临床康复治疗中，其中电抽搐治疗在20世纪40～50年代是治疗精神分裂症及其他精神障碍的主要方法，后随着药物治疗的发展，在临床治疗中的地位逐渐降低，而重复经颅磁刺激和生物反馈因其无创伤、安全性高、便于操作、易于接受、对多种心理疾病均有不同程度的治疗效果等特点被广泛应用于临床。

第一节　电抽搐治疗

电抽搐治疗（electric convulsive therapy，ECT）又称电休克治疗（electric shock therapy，EST），是在安全范围内使一定量的电流通过大脑，引起意识丧失与痉挛发作以治疗精神疾患的方法。ECT始于20世纪30年代，在20世纪40～50年代曾是治疗精神分裂症及其他精神疾病的主要方法。随着精神药物的广泛应用，ECT在精神分裂症治疗中的地位已逐渐让位于抗精神病药物，应用渐少。

（一）适应证

严重的抑郁状态、自伤或自杀行为、兴奋躁动或冲动伤人，木僵状态或紧张型精神分裂症效果最佳。

（二）禁忌证

全身性急性感染，中枢神经系统疾病，严重心、肝、肾及呼吸系统疾病，骨关节病、青光眼和视网膜剥离，糖尿病和甲状腺功能亢进等内分泌疾病，明显的营养不良、孕妇、老人或儿童。

（三）设备

电抽搐机，包有数层纱布的压舌板，冻胶，毛巾，氧气筒，急救用品及注射器等。

（四）操作程序

1.治疗前准备

（1）每次治疗前，主治医师应开具治疗医嘱。督促患者排空大小便，做好治疗前的准备工作；消除顾虑，争取合作尤为重要。

（2）治疗必须在空腹或餐后4 h进行。

（3）除去活动的义齿、眼镜、手表及金属发夹等。

（4）测量血压，并记入电抽搐治疗记录单。注意有无发热、呕吐及腹泻等情况。

2.治疗方法

（1）患者仰卧治疗台上，四肢自然伸直。两肩胛间相当于第4～8胸椎椎体处垫以沙袋，以防治疗时发生脊椎压缩性骨折。

（2）助手两人分立患者两侧，适当按压肩、肘、髋、膝诸关节，以防引起脱位、骨折及软组织损伤等。

（3）医师站立于患者头部之右侧，用包有数层纱布的双层压舌板置于患者一侧上、下磨牙之间，并嘱其咬紧。以右手拇、示指捏住压舌板，其余三指及掌部固定患者的下颌部。左手按压后枕部，与固定下颌的右手对应用力，以固定头部。如患者不合作，不愿张口，可将压舌板置一旁，右手依上述手法保护其下颌部。待抽搐发作张口时，迅速将牙垫塞入,但应注意防止咬伤舌尖及口唇等。

(4)将涂有导电冻胶或生理盐水的电极,分别置于患者两颞颥部。上述各项准备就绪后,施术医师即可通电治疗。交流电抽搐机,一般用 90 ~ 120 V 电压,通电时间为 0.3 ~0.6 s;脉冲电抽搐机,一般用 40 ~60 mA 电量,通电时间为 1 ~2 s。如使用交流电抽搐机,一次通电未能引起抽搐发作时,待患者呼吸恢复后,可将通电时间延长,再行通电治疗。如仍不成功,则可加大电量及延长通电时间,做第 3 次通电治疗。以引起全身抽搐发作,作为 1 次有效治疗。每次治疗,通电一般不宜超过 3 次。

(5)抽搐停止而呼吸尚未恢复之前,即将患者头部侧转,以利唾液外流;同时进行人工呼吸,以助自动呼吸的恢复。

(6)呼吸恢复缓慢发绀较重者,多因舌根后缩阻塞气道,可用开口器张口,用压舌板伸入咽腔,压迫后缩的舌根使之向前,呼吸阻塞现象可能立即解除。如属中枢性呼吸抑制,则应给予吸氧、人工呼吸及注射尼可刹米或山梗菜碱等。

(7)治疗中如发生下颌关节脱位(下齿列向前,咬不紧压舌板),此时,应立即以裹有数层纱布的双手大拇指,伸向患者口腔内,分别置于患者两侧下齿列后部,并平均用力将下颌向下按压,然后稍用力推向后上方使之复位。复位后将拇指迅速撤离,以防被咬伤。亦可采用口腔外整复法:先在两侧耳前触摸,当摸到脱位的下颌骨的髁状突后,以双手拇指置髁状突上方,先用力向下按压,然后稍用力推向后上方使复位。复位时可听到咔嚓声,并见下齿列复位。

(8)治疗后至意识恢复前,要加强护理,防止跌伤。治疗后如诉说头昏痛,多可逐步减轻,无须处理。如头痛较重,且持续时间较长,应仔细做神经系统检查,并给予对症处理。诉说背痛时,检查脊椎棘突有无压痛或叩击痛,必要时摄脊椎片。

(9)电抽搐治疗一般每周 2 ~3 次,8 ~10 次为 1 疗程。每次治疗后,将治疗经过情况填入电抽搐治疗单。疗程完毕后,做治疗小结。

(五)注意事项

一般在治疗后有头痛、恶心、呕吐、下颌关节酸痛,只需对症处理。记忆损害多表现为逆行性遗忘和治疗后短期内的信息保留障碍,多在治疗终止后的 1 个月内恢复。骨折与脱臼是较多见的并发症,治疗时加强保护,可以避免。窒息是 ECT 严重并发症之一,心脏并发症罕见。ECT 死亡率约为(3 ~4)/10 万次治疗,每次 ECT 致死危险性不比一次全身麻醉高。

(六)改良的电抽搐治疗方法

1. 单测电抽搐治疗　除将电极置于患者的非优势半球侧外,其余操作方法、注意事项均与常规电抽搐治疗相同。

2. 无抽搐性电休克　是在常规电抽搐基础上发展起来的,只是在通电前先给予静脉麻醉和肌肉松弛药,通电后不产生全身性强直-阵挛型发作。发作终止时立即给予吸氧、人工呼吸,直至自主呼吸恢复为止。

第二节　经颅磁刺激

经颅磁刺激(TMS)是近年来国内外逐渐兴起的一项无创性物理治疗和研究工具,具有无创、无痛、快速、精确、安全、无副作用等优点,被广泛运用于临床(图8-1)。

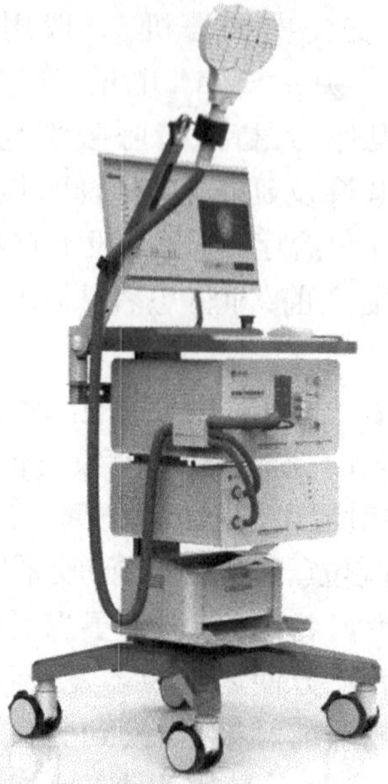

图8-1 经颅磁刺激

主要根据电磁互换的原理,通过强电流在线圈上产生磁场,然后磁场再几乎无衰减地穿透颅骨进入大脑皮质,随之在相应的皮层引起局部微小电流,改变大脑皮质的局部电活动,经颅磁刺激在某一特定皮层部位被有节律的连续应用,称之为重复性经颅磁刺激(rTMS)。由于电磁转换的瞬间性特点,出现继发性感应电流的频率等同于刺激线圈的磁场变换频率。高频刺激时,可以易化局部神经元活动,提高大脑皮质的可兴奋性;而低频刺激时,可抑制局部神经元活动,降低大脑皮质的兴奋性。

重复性经颅磁刺激不仅影响刺激局部和功能相关的远隔皮层功能,实现皮层功能重建,而且产生的生物学效应在刺激停止后仍将持续一段时间,是重塑大脑皮质局部或整体神经网络功能的良好工具。

(一)适应证

抑郁症、焦虑症、强迫症、癫痫、精神分裂症、肢体康复、发育迟滞、语言障碍、抽动症等。

(二)禁忌证

癫痫发作史或强阳性癫痫家族史、严重躯体疾病患者、严重酒精滥用者、可能降低发生抽搐的阈值、有颅脑手术史者,脑内有金属植入者、植入心脏起搏器者、孕期妇女。

(三)设备

重复经颅磁刺激仪。

(四)操作程序

1. 治疗前准备 治疗室具备独立电源,设备离墙面至少30 cm。门口挂贴警示标志,告诫此处有强磁场设备禁止装配有心脏起搏器或电子输液装置等对磁场敏感的设备和人员进入。

2. 治疗过程

(1)启动设备,录入患者信息。

(2)签订治疗记录单:仪器的使用必须由有资格的医疗技师来操作,治疗前操作人员必须告知患者及家属磁场刺激诊断治疗的原理、过程和可能的反应,介绍注意事项,消除患者的紧张情绪,签订同意书。

(3)选择刺激频率和刺激部位:根据患者的临床症状,设定刺激频率和部位,高频刺激时,可以易化局部神经元活动,提高大脑皮质的可兴奋性;而低频刺激时,可抑制局部神经元活动,降低大脑皮质的兴奋性。

(4)测量阈值:根据记录靶肌的情况确定刺激部位,因为个体差异较大,所以测量时要根据刺激的反应来实时调节刺激位置,待确定刺激部位并记录到相应的诱发电位时,做好标记,以便下次测量阈值时准确快捷。以靶肌是手指为例:在头部运动区手指部位给一个脉冲刺激,记录引起头部诱发电位的最小刺激强度(可以诱发出5个连续的诱发电位的刺激强度)就为该患者的阈值。

(5)确定患者的阈值后,设定刺激间隔时间,开始治疗。

(五)注意事项

重复性经颅磁刺激治疗后有少部分患者会出现一过性头痛,但疼痛部位仅限于刺激部位,休息片刻即可,无须做特殊处理。此情况仅出现于首次接受治疗的患者。

第三节　生物反馈

生物反馈疗法是通过现代电子仪器,将个体在通常情况下不能意识到的体内生理功能予以描记,并转换为数据、图形或声、光等反馈信号,让患者根据反馈信号的变化了解并学习调节自己体内不随意的内脏功能及其他躯体功能,达到防治疾病的目的。具有安全有效、提高自我认知、增强信心、身心结合、愈后稳定等特点,20世纪20年代通过监测到的肌电活动开始,已发展出皮肤温度反馈、脑电反馈、心电反馈、血压反馈等多种生物反馈技术,精神心理科常用的是脑电生物反馈(图8-2)。

脑电生物反馈是指大脑活动时会不断地产生一些微弱的电信号,脑电反馈仪就是将个体觉察不到的脑电活动转换成直观的信号,并让被试者理解这些信号的意义。被试者体验到这些直观信号与各种心理状态之间的关系后,学习按要求改变这些信号,实际上就是随意控制脑电活动。

不同精神障碍的脑电异常不同,可借助于脑电生物反馈治疗仪将大脑皮质各区的脑电活动节律反馈出来,并对特定的脑电活动进行训练,通过训练选择性强化某一频段的脑电波以达到预期的治疗目的。

(一)适应证

注意力缺陷与多动障碍、抑郁症、焦虑症、抽动-秽语综合征、睡眠障碍、创伤后应激障碍、物质依赖、癫痫、强迫症。

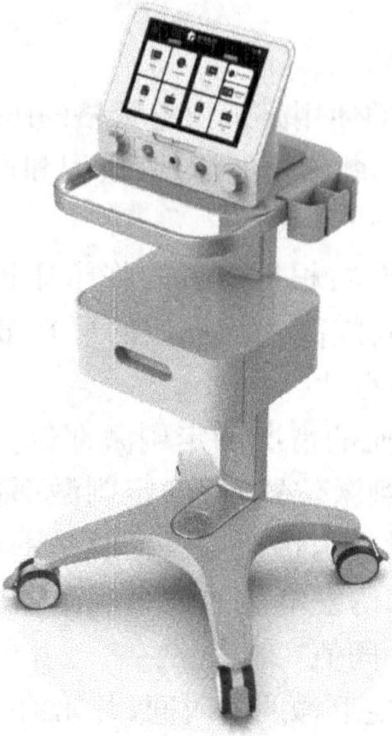

图 8-2 生物反馈

（二）禁忌证

不适合严重智力缺陷者、5 岁以下儿童、精神分裂症急性期以及病因不明的患者。不愿意接受的患者也不能使用。

（三）设备

大脑生物反馈仪。

（四）操作程序

1. 治疗前准备

（1）治疗室环境：干净、安静、光线柔和、温度 26 ℃左右，有扶手的靠椅、沙发或是呈 45°的躺椅。

（2）启动、调试治疗设备。

（3）每次治疗前的 5 min，记录安装电极所获基线数据或检查患者“家庭作业”所获成绩。

2. 治疗过程

（1）信息登记：记录患者的基本信息，如姓名、性别、年龄、患者的初步诊断及联系方式。

（2）选择反馈方式：“脑电反馈”是治疗脑功能性疾病的主要反馈方式；“肌电反馈”主要用来做身心放松训练或肢体紧张训练。比如给一些焦虑、抑郁症的患者做放松治疗，单选择相应的反馈方式即可。

（3）设置参数：因不同精神疾病患者的脑电波异常表现不同，因此需设置患者要训练的波段是什么。如神经衰弱、失眠症患者，他的 α 波、θ 波节律较正常人少，β 波节律较正常人增多，所以治疗时应选择 α 波或 θ 波激活他们的活动，抑制 β 波的活动，α 波主要是人在闭目意识清醒的状态下所主要产生的脑电波，θ 波是人在浅睡或有时深睡的时候主要产生的脑电波，我们又叫它叫睡眠波。其目的是有针对性地去调控和训练脑电波。

(4)选择反馈刺激方式：一般有音乐调节反馈、视频调节反馈和游戏调节反馈。其中音乐和视频调节反馈主要是做辅助性治疗，比如：一些焦虑患者及小儿多动症患者在做治疗之前先做音乐或者视频调节就能使患者安静下来，达到一个良好的状态去配合医生做治疗。而游戏调节反馈则是治疗的主要反馈，每个游戏都是一个任务，只有患者的生理信号(如脑电、肌电)达到训练的标准时，那么任务才能顺利进行下去，否则无法进行。所以患者在治疗的过程中需要不断地调节和强化任务顺利进行的感觉，不断地反复进行任务的训练，从而达到治疗病症的目的。

(5)编辑游戏：因为生物反馈训练是需要一定的强度的，一般一个疗程为 10 次，每次 15 ~ 30 min，最好做到 1 次/d。

(6)设置播放游戏的时间长度和游戏任务的难易度：因为做生物反馈要达到一定的强度时，需要一定训练的过程。而在这训练的过程中，我们建议任务时间先从较短，难易度先从简单开始进行训练治疗，从而能容易的在完成任务后增强他的自信心，再逐渐增强任务的难度来达到训练的强度。一般建议每个游戏时间设置为 3 ~ 5 min，设置 3 ~ 5 个游戏，难度为由易到难。

(7)播放游戏，开始治疗：确认设置完所有选项之后，向患者讲解指导语，确保患者理解治疗原理，之后开始播放游戏做治疗。这时医务人员主要观察患者的注意力是否集中，游戏难度设置是否合适，若患者不能放松下来，治疗者要先给患者做放松训练，用语言引导患者进入治疗状态，以确保患者更好地配合治疗。

(8)查看及打印疗效报告：疗效报告可按日期分类，记录下患者每天治疗和每一个游戏的分数，医护人员则可直观地分析出患者的治疗效果是否有提高或下降，及总结其原因，下次做治疗时应如何进行才能达到更好的效果。

(五)注意事项

1. 在实施生物反馈疗法前，必须向患者解释清楚治疗的目的和治疗方法，以消除对电子仪器的顾虑，使求治者明白，无电流通过躯体，也无任何其他危险。

2. 说明此疗法主要依靠自我训练来控制体内功能，且主要靠按时练习，仪器监测与反馈只是初步帮助自我训练的手段，而不是治疗的全过程。要每天练习并持之以恒，才会有良好效果，全部解释可用录音带播放，再做个别答疑和补充。

第四节 儿童攻击关系的认知演化与心理康复及干预

一、攻击的概念

英国 17 世纪哲学家托马斯·霍布斯在《利维坦》一书中曾提出过“人对人是狼”的思想，且有人曾唱道“幸福就是一支温暖的枪”。这些观点看待社会未免有些黯然失色，但从另一方面确也说明，我们人类生活在充满暴力攻击的世界，攻击似乎已成为人们生存生活的组成部分而引以关注。特别是核武器的发展和恐怖行为的蔓延，更进一步促进了心理学家和病理学家对攻击行为的研究兴趣。

关于攻击行为的研究有2种基本的心理理论，即生物演化理论与社会学习理论。来源于生物演化理论的观点，如弗洛伊德的早期理论认为，人的性本能是个体行为的原动力，攻击是性本能的一部分。人有“生本能”与“死本能”2种对立的基本本能。死本能是个体一种向内的自我破坏的倾向。人只要活着，死亡本能受到求生欲望的妨碍，因而对内的破坏转向外部，就会以攻击形式表现出来。行为冲动来源于生物性的精神能量称“伊德能量”(ID)的一种变种所代替。诺贝尔奖获得者洛伦茨(K. Lorenz)的动物习性学研究理论也认为，攻击是一种本能，具有生物保护的意义。认为我们同样拥有一个可以抑制攻击行为的先天机制(消除我们的防备)，但他为人类在不断武装自己好战本能的同时，却未能增强控制能力而深感担忧。来源于社会学习理论的观点，如班杜拉认为，攻击行为可以经由学习而获得，强化和模仿对学习过程具有重要意义。他的著名的“假人实验”(Bandura&others，1961年)证明：那些观察到成年人攻击行为的实验组儿童很可能拿起锤子击打娃娃，其攻击行为发生概率比控制组要高出许多倍。这是由于对成人攻击行为的观察不仅降低了儿童对自我的控制，还教会了他们怎样去攻击。

这2方面的理论孰是孰非、孰重孰轻，往往是执其一端而忽略另一端。近些年来的交互研究似有一种关顾情境方面的倾向，但又缺乏较多各种认知机制的整合研究。尤其媒体效应(网络影视文化)又是怎样影响儿童的攻击行为、影响作用究竟有多大等，尚须进一步探讨。本节内容正是从认知机制整合的观点出发，在重视网络文化对个体与社会积极意义研究的同时，更加关注它对个体攻击行为带来的负面影响，以期揭示其认知发展的功能和规律，寻求减少攻击行为和进行心理干预的有效途径和方法，这也是本节试图通过文献综述、案例归因与分析的方法，讨论以上问题的目的所在。

二、攻击行为及其生物演化

何谓攻击？攻击又称侵犯。美国耶鲁大学的心理学家多拉德与西尔斯等人(1939年)则解释为“以伤害另一生命机体为目的的一种反应”，这与巴斯的理解相近。巴斯说攻击是“向另一机体释放有害刺激的一种反应”。北京大学侯玉波则界定为“攻击行为是指任何试图伤害或危害他人的行为”。还有人认为，攻击行为是指“任何对生物体有意的伤害行为，且被伤害者会力图避免这种行为”(Coie&Dodge，1998年)。他们主要依从于3点：一是指出攻击必须是一种行为，而不是一种意图；二是指出攻击包括2种，一种是反社会行为，即大多数行为不为社会所认可，另一种是亲社会行为，即为社会所赞同的助人行为等(本节中攻击行为意指前者)；三是攻击行为必须伴有攻击情绪，即攻击总是与愤怒联系在一起的。

侵犯和攻击的关系：侵犯产生的根源是愤怒，愤怒的表现形式是攻击。它与攻击常常为同一概念被应用。所以，一般认为人的攻击行为包含着故意把某种不愉快的事物强加于某人或矛头直接指向他人，并损害他人的基本攻击，以及相类似的身体接触、口头形式的攻击等。并且心理学家根据愤怒时反应方式的不同，将攻击归纳为4种形式(括号中的比例为攻击冲动和实际攻击的比例)，即：①直接的攻击，包括身体攻击(肉体接触性攻击)(40%，10%)、口头或象征性攻击(82%，49%)、予以拒绝或回收某些利益(59%，41%)；②间接的攻击(社会性攻击)，包括向第三者诉说或诅咒(42%，34%)、伤害对冒犯者有重要意义的东西，如为对方设置障碍，或你喜欢谁我打击谁(25%，9%)；③替代性攻击，包括攻击无生命物体(32%，28%)或攻击另一个人(24%，25%)，这类攻击属于或叫作工具性攻击，攻击者的主要目的在于赢得(损害或踢打)物品、空间或权力；④非攻击性行为，如息事宁人(59%，60%)等。

攻击行为是动物到人生物演化的结果。从动物的攻击行为看，直接攻击始于动物的天性。非人类的低等动物昆虫类中犹存在有攻击行为。据观察报道：在澳大利亚，有一种蛛蜂会从自己身上释放一种带毒的液体，并能将另一活动着的蜘蛛蛰得一点不可动弹之后，虏进自己的洞穴而最后吃掉它。央视"人与自然"节目也曾报道：有一种被称作"黑寡妇"的蜘蛛，能把自己身上毒液释放到人身上，以求得庇护自己的目的。而人一旦受毒后，只好采取一种跳"裸露舞"的方式，使身体产生剧烈活动，从而驱散身上的毒液，治愈机体。然而，还没有关于此类动物已具有间接攻击的实验证据。

灵长类动物实验观察也证明，身体接触式的直接攻击在此类动物中早已有之，表现在动物之间的同种撕咬。如我国海南灵长类自然保护区就曾发生过2只"猴王"各领一群猴子"打仗"(群体攻击)，以强逐弱，使弱猴王受伤后孤处一隅的现象。正如北京大学生命科学院潘文石教授在对大熊猫、猴子近28年的野外生活研究中所说："过去人们一般认为猴子只会攻击行为，现在发现猴子也会与人'谈判'(共生效应)。"不仅如此，关于对非人动物有否间接性攻击的研究认为，大猩猩中常会有吃掉同伴的后代的现象，但大都是背着公猩猩干的(即为间接攻击)(Holmstyom，1992年)。雌性金丝猴也会干扰其他猴子的行为等。观察发现当一只猴用爪子抓一下另一只猴子后会赶快躲开；当第三只猴子回过头来看时，第一只猴子会"假装"若无其事的样子(间接的欺骗性攻击)。当然，这种间接性攻击行为尚待进一步研究证实，在幼小猴子中还未能表现。

人类早年攻击行为的演化呈现出不同年龄的阶段性特征。从进化论的观点看，人和灵长类是同宗同源。经过长期而缓慢的演化过程，"人类遗传的痕迹还带有老祖宗的尾巴"，由此，人类才能将自己的基因很成功地累代相传。Caspi and Associater(2002)的研究指出：母体中有一种生物化学基因神经递质称为单胺类氧化酶(MAOA)和人的情绪易感性有很重要的关系，这种基因对孩子日后的反社会行为有重要的影响。实际上，婴儿出生时的哭泣就是一种本能的反抗，但还不能说具有了攻击行为。尽管婴儿也会表现出愤怒，偶尔也会击打别人，很难说这些行为一定具有攻击性意图。那么，人类儿童的攻击行为又是怎样的演进和发展变化的呢？我们从下面列表中的相关研究中便可窥其演化的一般脉络(表8-2)。

表 8-2 儿童攻击行为的演化表征及其相关研究

序号	研究者	儿童年龄	主要观点与行为表征侵犯类型来源	时间
1	皮亚杰	7 个月婴儿	为够取一个感兴趣物体而拍打需要移开的非意图性攻击	1952
2	马琳. 卡普兰	12 个月	为争夺想要的玩具而视对方为敌对者,并试图工具性攻击	1991
3	Caplan	2 岁	能较多采用协商和共享而非攻击的方式解决因适应性冲突	1991
4	佛罗伦萨. 古	2～3 岁	开始在玩伴妨碍或攻击自己时运用躯体行为反击,但很少发脾气现象	1931
5	enough	3～5 岁	身体攻击逐渐下降,言语攻击	2007
6	Loeher 和 Stou	童年中期	身体攻击、语言攻击总体发生率有所下降/但敌社会性攻击	1998
7	Hertzberg-er	学前阶段	在儿童的性别图式中攻击逐渐成为一种男性特外显性攻击	1993
8	Loeher 和 Stou	儿童中期	外显攻击行为(打架等)持续下降身体攻击	1998
9	Galen 和 Under-wood	青春期	女孩的关系攻击更加微妙且更具伤害性关系攻击	1997
10	Loeher 和 Stou	青春期	男孩也开始通过偷窃、逃学、吸毒以及性过错反社会暴力等方式间接表达其愤怒和沮丧情绪,已转而为侵犯	1998

由表可见,个体的攻击行为起始于儿童的玩耍,玩耍大致有 3 种:①打斗;②设计建构;③假装性玩耍(高级的玩耍)。由于玩耍具有锻炼身体、学习一些技能与发展速度的调节功能(Fasen,1981 年),所以,玩耍、危险的打斗活动会导致丧命(Smtth,1982 年)。并且,打斗玩耍还有它的演化功能。儿童的各种玩耍从婴幼儿期到青春期的演化过程呈现倒"U"形曲线,即从婴幼儿身体锻炼活动开始,到练习(爬山)攀缘游戏(打斗);从假装游戏(15 个月开始)、社会扮演(3 岁开始),到青春期峰值下降,取而代之的为实际攻击行为的变化。

同时,儿童的攻击行为呈现出一定的稳定性和差异性。儿童行为的攻击性既是一种具有中度稳定的特质,又存在着个体之间发展的差异。从演化心理学的角度看,虽然没有一个儿童从父母那里得到 100% 的基因,除语言大部分与遗传有关(Rriceet 等,2004 年)外,遗传对行为的贡献不超过 50%。那么,这 50% 遗传的作用能否长期影响儿童的行为呢? 人们不但发现具有攻击性的婴幼儿 5 岁时依然具有攻击性(Cummings 等,1989 年),而且有关纵向研究表明,儿童在 3～10 岁间表现的抑郁、暴躁和攻击行为,能够很好地预测其以后是否容易出现和其他反社会倾向(Hart 等,1997,Kokko 和 Pulkkinen,2000 年)。例如,休斯曼等曾对 600 名被试者进行了为期 22 年的追踪,证明 8 岁时具有高攻击性的儿童通常在30岁时比别人更有敌意,他们常常殴打自己的配偶或孩子,并且有更多的犯罪记录,但学前期攻击性较高的男生只有1/8仍具有很高的攻击性(Nagin和Tremblay,1999年)。

另外,从表中可见,攻击行为的个体差异突出表现在性别方面。据来自100多个国家的资料显示,男性的身体攻击、言语攻击平均水平一般都高于女性(Haris,1992年;Maccoby和Jacklin,1974年)。男孩体内的男性荷尔蒙(睾丸激素)水平更高是导致攻击行为性别差异的重要原因。当然,还有其他社会性原因,如家庭因素中,兄弟(男性)较姐妹(女性)竞争性攻击行为更多;早期受父母虐待的孩子日后反社会行为更多。

三、儿童攻击行为形成和发展的动因

(一)生理优势基因激起的观点

究竟是什么生理遗传因素影响儿童的攻击行为?又是怎样影响的呢?生理遗传与养育环境对儿童攻击行为的情绪研究认为:MAOA(一种单胺类氧化酶)这种生物化学基因递质可能与人的情绪易感性有很重要的关系,且对日后的反社会行为有着很重要的影响(Caspiand,2002年)。与遗传关系较大的气质可分为3种类型:①易感型(困难型);②适应型(容易型);③中间型(慢吞吞型)。其中,脾气不好(困难型)的孩子对养育方式的易感性最高(Suomi,1997年)。一项关于工薪阶层对孩子的影响的纵向研究也指出,3岁时羞涩温和的孩子的攻击行为较多受父母教养方式的影响(Belsky,Hsieh Crhic,1998年)。这说明遗传基因被激活的难易(易感性)与家庭攻击行为的教养方式之间的交互作用,才使得一类个体将抑郁情绪外在即使冲突向外发泄,而另一类个体将抑郁情绪内化即使冲突自己解决。

(二)认知结构与功能启动

早期的挫折理论把挫折与攻击看成是互为因果的关系,提出有挫折必然有攻击(J. Dollard,1939年);而Miller则批评"挫折(无意而非有意时)并不一定导致攻击",认为一件事会所以产生愤怒或攻击行为,关键在于受害者必须知觉到这种攻击或挫折是他人有意造成的伤害。因此,攻击产生于人们对他人行为的认知归因,以及环境中如疼痛、温度、讨厌的情绪等因素的认知模式,这些会影响到自身会不会愤怒以及处理愤怒的方式。

1.认知结构的作用　主要表现为经验图式和剧本效应。所谓图式,即人脑中已有的知识经验的网络系统。学习理论与习性学观点都已证明人在社会知觉时,以往的经验构成的图式对所觉察到的信息加工过程和结果起到引导或解释、选择和控制的作用。特别是个体的幼年以往攻击经验或损伤行为构成的自我图式往往影响而后的自我知觉(内控性),或对他人知觉(外控性)的攻击行为。如儿童幼年被家长虐待刺激经历,很可能影响到他成年后的报复行为(一触即发的态势)(杰拉韦琪,1981年)。

2.剧本效应　这是构成儿童习性化攻击行为的认知基础。剧本(或称脚本)即按事件的发生顺序和因果关系来保存特定经历的一种图式(纳尔逊,1996)。"写脚本"是年幼儿童组织和解释自己经历的一种方式,并可以通过它预测以后类似的情景会表现出什么样的行为。儿童(2~3岁)的这种自传式记忆便是在与父母互动情境下,逐步构建的过程(Harley,Reese,1997~1999年)。这种对过去经历的重构理论是和维果茨基的"知识的社会结构”观点与罗戈夫的“引导性参与”观点相吻合的。特别是现代儿童越来越多地被卷入到法律事件——或者是受害者，或者是犯罪活动的“目击者”或“施虐者”，又或者是发生在儿童身上类似这样的麻烦、攻击性的事件，那么他们肯定是能记住的。不管所记忆的是真实还是错误的，但一般说儿童对真实发生的事情的记忆比移情记忆或虚假记忆会更清晰，也更详细（Pezdek，Taylor，2000 年）。

3. 攻击行为的认知启动功能　认知科学关注的是神经系统（脑功能）与儿童行为和认知能力（如表征复杂性、维持选择性注意的能力、加工速度等）发展变化之间存在怎样的关系？有关精神分裂症的研究发现，这种通常在成人阶段才会表现出来的疾病（及其攻击行为），其发病的根源可能存在于个体发展的早期。有人在动物身上的研究（Bertolino，Lz-Pska 等，2002 年）发现，动物新生儿海马的混乱会破坏正常的前额叶发育，从而破坏对多巴胺活动的调节。这种破坏未必在行为层面上马上表现出效应，但在几年后则表现出对应激的过度反应以及糟糕的执行控制能力，而这些正是精神分裂症攻击行为的典型表现。这些行为延续机制研究的结果使探索其病源、早期诊断及攻击行为的干预和治疗成为可能。另外，有人在对关于知觉他人意图的判断研究中，发现脑内侧额叶皮层（BA9）、左侧颞上回（BA38）和右侧脑下回（BA20）等区域在推断人物的行为意图时才有明显的激活（Brunet 等，2000 年），而攻击行为的有意性等情绪表征正是我们判断人的攻击行为的 2 个重要依据。

4. 攻击行为的执行功能控制　执行功能，指当个体成功觉察线索并从记忆中成功搜索到意图之后，他（她）就会调用反应系统，执行或完成过去所计划的行为。由于儿童的攻击行为是由直接攻击向关系攻击认知转化或互化的过程，往往受到个体认知活动中执行功能水平的影响。人的欺骗行为就是一种包括复杂和多情境的言语行为及肢体动作、表情等非言语行为。一项关于儿童外显或内隐性欺骗的社会性研究指出，和隐蔽欺骗相比，儿童外显欺骗时，不仅会有如何欺骗的问题，而且还面临该不该欺骗、能不能欺骗的问题。在解决如何欺骗的问题时，儿童既要在工作记忆里产生并保留改变他人信念或行为的有关行为或语言等（这和执行功能中的工作记忆成分有关）；还要抑制已知真实信息，抑制以往被强化过的指出或说出真实信息的反应倾向（和执行功能中的抑制成分有关）。因此，外显欺骗对儿童执行功能的要求更高。如儿童需要提取抑制、返回抑制等，以期延迟或控制自己的攻击行为。

（三）社会学习机制的促进

班杜拉的“假人实验”已证明，观察过攻击模特（如打击玩具或假人）的人，则攻击行为更明显，说明了学习过程中模仿机制的作用。

由于故意性攻击与愤怒情绪的激起总是相伴随，那么，这种生理及其情绪是否会转移到攻击行为上？D. Zillmann 等人（1972 年，1994 年）在研究爱情行为时发现，由于其他刺激诱发的情绪性激起会转移到爱的对象上，乃至可以解释攻击行为的发生。在他的研究中，让实验者的助手或者激怒男性被试者，或者用中性态度对待男性被试者。然后再让其中一半的被试者从事大运动量锻炼，而另一半被试者则不锻炼。稍加休息后，给被试者提供了一个电击助手的机会，正如实验者预料，愤怒而且锻炼的被试者比愤怒但没有锻炼的被试者会用更高的电压电击助手。这说明行为学习的强化机制（攻击性运动锻炼）会提高攻击行为的强度和频率。

经典的学习理论的联结（联想）机制，只强调行为主要由个人过去的学习经验而来，而忽略了当时的情节；或只强调过去外部事件刺激的联结情形、早期行为模式的强化，而忽略了个人对环境的主观感受。现代认知心理学的研究对之做了更深层次的探索。

经典的学习理论认为：人的行为可以通过联想、学习态度和行为方式而产生，即刺激（S）-反应（R）的联结。如"本·拉登"便联想到"9·11"恐怖事件。正像攻击与愤怒的关系一样，关于攻击线索的认知也会引起侵犯行为。Berkowitz（1967 年，1979 年）研究发现，如刀、枪、棍等械器往往会成为侵犯行为产生的起因，这种现象被称之为"武器效应"。"黑色诱惑"也是与死亡、邪恶等相联系的攻击行为的线索。Frank 等人（1988 年）研究发现，在职业球赛中，穿黑色服装的一方经常受到的惩罚比浅色一方多，即黑色服装的赛手往往表现出高侵犯性，特别易使已愤怒的人的攻击性加强（M. Carlson，1990 年）。可见，社会攻击行为中"黑色蒙面效应"大致与此不无关系。

攻击线索研究符合认知科学中的"编码特异性原则"，即当提取背景与编码背景（过程与背景）相像时，记忆提取的效果更好（Begg 和 White，1985 年）。也即说攻击行为的可能性依赖于提取线索与最初编码背景之间的相似程度，或者说依赖于引发某一回忆的线索，是否在主观上引起了我们对该事件的重新体验，从而揭示了攻击学习理论的元理论与新发展。

（四）媒体网络文化与侵犯行为

随着信息时代媒体网络技术的发展，它对青少年儿童的消极影响（暴力攻击性等），往往被夸大抑或被忽视，都是不对的。那么，影视网络媒体传播暴力攻击的影响究竟有多大？

一般理论认为，传播媒体暴力能刺激人们表现出更高的攻击行为。美国卫生署组织科学界评估电视暴力的影响的系列研究（Leifer，Bandula，L. Eron 等，1972 年）的结论：电视暴力确实能使观看节目的儿童产生更多的攻击行为，电视暴力与攻击行为之间的因果关系已成明显事实。准实验结论发现，"刚刚看过暴力的电视节目的儿童在解决社会冲突时表现出更高的暴力倾向"（Liebert，Sprafkin，1988 年；Murray 和 Kippax，1972 年）。Eron 和 Auesmann（1972～1984 年）研究了被试者在 8 岁、19 岁及 30 岁时的一系列资料，结果发现：儿童对暴力片的偏好与他们成人后暴力行为有着非常紧密的关系。

斯特劳斯的家庭暴力的中介理论也认为，暴力与攻击之间不是谁决定谁的关系，它们同时受到家庭暴力的影响；家庭暴力同时决定着一个人的暴力倾向和对暴力媒体的选择。如当儿童与老师不能沟通，与家长暴力所迫，便会从同龄伙伴与影视媒体中找到归宿和借鉴，致成网络（攻击）成瘾。

媒体暴力的原因何以影响之大？除上述"攻击剧本""武器效应"之外，还表现在以下几个方面。

1. 去抑制作用（Franz，1996 年） 所谓去抑制是指看到他人的暴力行为会降低我们在类似情境中对自己暴力行为的抑制，如酗酒失控等。Drabman 等人研究（1974 年）发现，看过大量凶杀节目的大学生，在看暴力影片时所产生的生理激起要比他们观看科幻影片时的生理激起（抑制力）水平低。因此，媒体暴力使得人们习惯于这些攻击行为，并对此抑制功能降低。当然,这些结论曾受到一些质疑,尚须做进一步的研究论证。

2. 去个体化——"匿名性"暴力攻击　去个体化即群体中的个体有时候会失去对自己行为的责任感,使自我控制系统的作用减弱甚至丧失,从而做出平时不敢做的反社会行为(Zimbardo,Festinger,1976 年)。网络媒体的虚拟性与匿名性正具有去个体化的特点。在网络世界情境中,博客们是去个性化的,每个人都不再是自己,而是一个匿名的、和他人无差别的人(犹如群体中"看客")。在这种虚拟情境中,人们往往表现得精力充沛,可以重复一些不可思议的行为而不能停止。人们会表现出受压抑的行为,而且对那些在正常情况下会引发自我控制机制的线索也不加反应(去抑制)。央视晚间新闻对青少年儿童网瘾一项调查中指出,全国约有 500 万人达到网络成瘾,14.8% 为青少年,而网恋暴力青少年约 200 万人。

对于青少年网迷来讲,"网络游戏暴力"的作用尤为突出。正如一个网游青年的自述:"我往往不经意地打开或从网上看到所喜欢的标明'免费游戏'的栏目,从喜欢拿到一把枪开始,到逐步被吸引去购买'重型装备';开始从 50 元、200 元,后竟达到消费几万元……"。暴力程度往往会把"死亡游戏"中的人当作自己,从"网上的演练",再具体化到现实情境之中的殴打父母或同伴,直至发展成"匿名性"的反社会行为,如蒙面抢劫、球迷暴动、校园枪杀案等。特别报道中,有 85% 的未成年儿童是受到心理压力的影响。"暴民"的打砸抢行为就是最典型的去个体化侵犯行为。

四、儿童攻击关系的发展问题讨论

(一)攻击行为研究的发展趋向

1. 发展过程中发现,短期效应可能增加 2 个发展任务失败的风险,即建立同伴支持网络和有效的学习习惯。早期暴露于暴力比晚期危险更大? 暴露于多重暴力的儿童还未得到证明,这会增加多大消极影响的风险(Kitzmannet,2003 年)。由于长期的影响危害,成年后伤害配偶等(Ehrensaff,2003 年)风险增加,但不是决定性的(Widom,1998 年)。早期暴露于多重暴力,其成年后可能会有的风险(与其频率和严重程度有关)有多大? 是否有延迟效应? 尚需进一步的研究资料证实。对于暴力行为的发展、心理的矫治与康复——社会支持或心理干预无疑是重要的"缓冲器",其中父母应是最重要的因素。

2. 从生理生物学的途径研究,攻击暴力行为治疗和康复在于科学的干预和调节,然而,干预的不力和调节的困难,都可能导致放松水平;调控过严,同样可能导致儿童个体性的发展障碍。因此,暴露于家庭与社区的暴力,会阻碍一部分儿童攻击性心理障碍的康复和发展。所以,应该关注儿童成功的适应性培养,同时,这些方面仍需提供充分的研究数据加以支持。

(二)攻击行为个体及性别差异研究——男女攻击行为的融合发展

1. 依据社会生物学的理论研究　人类的性选择遵循着物竞天择,适者生存的原则。所以,在选择性配偶时,往往采取"大丈夫策略",即一般动物界往往以基因健康、身体强壮的对象为依恋对象,这样在婚配前后(于后代)能给予较多的资源投资。正如发展演化生态理论(Chisholm,1993 年,1996 年,1999 年)认为,依恋模型各有不同。在不好的环境中,父母投资少,对孩子影响不好(如盗窃控制能力与冲动性不同)。关于环境的旧信息存在于杏仁核、海马、胼胝体、皮质、自主神经系统、APA 轴等，这些旧信息与新信息匹配不同，其依恋性各异。父母温暖地对待儿女，儿女就会得到资源投入的满足，则安全依恋感易于形成；反之，不同的家庭教养方式或资源投入不足（不同），孩子的恐惧害怕行为需要更多的资源而得到的不足（不同），就会造成儿童行为（依恋性或攻击性）的差异。

2. 攻击类型的性别年龄差异　从不同年龄段的攻击类型特征看，研究结果表明儿童早期到青春期的男孩身体攻击多于女孩；儿童早期多为身体攻击，但到 4 岁时儿童就能经常以说谎来欺骗他人（Ross，2003 年）。

和身体攻击（直接攻击）与欺骗他人（关系攻击）2 种攻击有联系的是社会优势和非言语欺骗的能力（Ktating 等，1994 年）。女孩的同性关系攻击高于男孩；男孩双胞胎的身体攻击多于女孩。一项对于学前儿童（37 男/27 女）在校期间的攻击行为的观察法研究，性别差异的检验、数据都证明：女孩对女孩的关系攻击高于男孩；3 岁孩子已能够比较熟练地进行关系攻击（Costrovet 等，2004 年），如 3 ~ 4 岁孩子已经能够运用欺骗的策略来获得玩具，逃避惩罚，交互作用显著（Keating&Hectman，1994 ~ 1986 年）。2 种攻击类型对欺骗行为既有各自独立的作用，又有一种男女交互影响、融合发展的趋势。

（三）个体攻击向团体攻击的拓展

心理学知识关于认知系统的研究认为，对于人类的攻击行为的学习有 4 个系统：①物体表征系统（非生命的物体及其作用）；②能动的表征系统（目标指向行为）；③数字表征系统（具有确定性，可以比较和进行加减运算及抽象表征）；④空间系统。最近又认为尚存在第 5 个系统即社会团体系统。也可以说青少年儿童的攻击行为正在由简单到复杂、由个体向团体不断拓展的趋势。

（四）攻击行为的技术现代化与区域性泛化

信息社会的科技进步是一把“双刃剑”，它既可以为人类造福，也可以给人类带来祸端。其负面影响很可能对人的攻击行为产生一定的“催化”作用。由于“网络游戏暴力”给人们开辟了一个“未来战争演练”的舞台，它强大的吸引力易使较多的青少年陶醉于其中而不可自拔。目前，国外已研究出一种脑电仪遥感器，可戴在头上，使电极位于前额两侧，只要大脑集中精力想一想，就可以操纵游戏武器将敌方打死。不管这项研究的可靠性多大，它最起码为我们研究人类的高科技攻击犯罪的脑成像机制，提供了一个导向或警示作用，值得我们的心理学家广泛地深思：游戏暴力的泛化可否会引发成为类似于美国的校园枪杀案、“9 · 11”事件，乃至世界性战争恐怖的资源体或参考系呢？！

五、儿童攻击行为的心理康复与干预

在我们这样一个严肃法制的社会里，一般对攻击行为的社会性和医学性干预较为重视，而容易忽视的是心理性康复与干预。针对儿童成长发展中的攻击关系行为，后者更应引起我们的关注。

心理康复即重塑心灵。心理康复训练是针对抑郁症、强迫症、焦虑症、躁郁狂及恐惧症等心理疾病的康复治疗。康复训练是运用心灵重塑疗法帮助患者消除因攻击行为导致内心深处的负面情绪和消极思想的过程。在专业老师指导下，患者通过每天的心理康复练习，循序渐进地将自身积压的问题完全净化掉，最终走出心理困扰，恢复健康状态。

最近,一种新的康复医疗技术——外星舱非手术脊柱减压系统及颈椎定位周期牵引系统(腰椎 FYZ-9800 和颈椎 FJZ-6502)是全球最先进的高端康复医疗设备。它是治疗修复滋养椎间盘的智能康复系统,又是一种无痛、无创、不手术,定位准确,利用持续性高负压对椎间盘每次进行 18 个周期的滋养性物理-心理治疗的康复技术。它改变了传统的牵引物理治疗模式,赋以心理康复的治疗效果,开创了物理-心理治疗腰颈椎病的革命性新疗法。该技术模拟、重建仿失重环境的心理优势。根据美国宇航局发现,凡在太空工作站工作一段时间后,人体椎间隙会增宽增厚,腰背疼症状消失,身高增加。此现象证明了在失重环境下,人体脊柱可消除肌肉抵抗。外星舱利用多年研发的仿失重技术可消除椎旁肌肉抵抗,轻松打开椎间隙,模拟重建了仿失重的物理环境。外星舱利用核心技术之一非线性对数曲线减压力,以每秒 13 次反馈调整,使背部椎旁肌肉群在低于蠕变极限的变力作用下发生应力松弛(肌肉疲劳),从而消除椎旁肌肉的抵抗和心理困扰。

心理干预,即强调在心理理论的指导下,对儿童个体或群体中的攻击行为施加策略性影响,使其发生指性向预期目标的变化。心理干预的宗旨在于它的教育目的性,因此,更应面向全体学生,重视特殊对象,加强心理诊断与自身心理维护。它包括一般干预与特殊干预、直接干预与间接干预、前摄性干预与反映性干预、强干预与弱干预等。强化干预,即是一种建立在斯金纳的操作性条件反射理论基础上,利用强化手段促使有机体重复可能性力量,以增强某种适应性反映或减弱某些不适应行为的方法。用于学校儿童攻击干预中的"班级心理剧",即是一种有效的干预方式。例如,某老师在看到某同学和另一同学打架以后,结合创建"和谐校园"活动,就以"当学生该不该打架"为题展开讨论,人人即兴发言。其间,这位老师以其中一员的角色,面对全班同学,以自己小时候曾因爱打架,造成两败俱伤,赔钱给人治疗的沉痛教训,引导每位同学在发言中都说出"不该打架,打架检查"的道理。此时,情景动势促使那位打架的同学产生了一种集体威压感,顿觉满面羞愧,痛悔之下,当即在自己的发言中做了自我检查。此后,该学生便一改往日爱打架的坏习惯,打架现象再也没有发生。

心理剧是美国毛利诺近年发明的主要用于治疗人们之间的关系和个人攻击问题的方法。它不像忠告那样以对话形式进行说教,而是使场面重现,即兴地边演出分配的任务,边进行思考的方法。这种方法的突出特点是剧中人在剧情角色的切身感受中去体会问题,悟出其中道理。它可以使自己从"极端自我"即不把自己作为认识的对象,不从别人的观点看问题的"无论是谁"状态中解放出来,向着集体共同的观点改善的共情方式。这一源于法国图海纳学派的方法的优点是:将外部强化干预手段与儿童个体内部认知机制结合,力求努力寻找"工具实证主义"以外的社会心理学干预手段,是一种基于"行动社会学"之上的团体心理干预方式,较有利于达到学校群体环境中综合干预的目的。

另外,在攻击行为的认知风格训练方面,元心理理论的深入研究提供了一定的借鉴。元心理即人对自身日常心理现象进行自我观照、评价、调节、监控、激励、升华的最高层次的心理整和、自主学习活动,是人脑的最高功能。通过元心理技能"六自"训练,如让儿童通过以人为镜觉知自己;以已为镜,"吾日三省吾身";并通过辅导使学生掌握"收敛呈现",使自己含而不露,显出谦逊与超然;或以退图进、改变自身处境等方式,达到由生理自我到心理自我乃至社会自我的适应性培养的目的。对于年幼儿童则可以让其从学会自知、自尊、自勉、自警，培养其自我监督，到学会自我批评如自隐（不良念头）、自省、自责（过错忏悔）、自修（习性）、自反（思变）、自持（谨言）、自控（行为），最后达成自解、自慰、自遣、自退，从而实现自我调节，创造新我的目的。

当然，学校心理干预还应把握权变性特色，即不拘泥于一种模式，可因情而异，因势而动。或以刚克柔，以柔克刚，或刚柔相济，进退自如，才能得到相得益彰的放大性效果。

六、结语

基于人类的攻击行为起源于动物的遗传及人类的早期演化，并与个体的认知学习机制的启动与激活水平有着重要联系，同时又受到社会亚文化——媒体文化效应和个体人格类型的不同影响，因此，人的攻击性尤以反社会行为的发展呈现出：个体向团体趋向，性差显著又互相融合，并随科技进步而变化，越发具有区域性深重泛化等特征。心理学家的研究目的应是以促进社会亲和行为与减少不良攻击行为为宗旨。我们的工作应着眼于去研究一些积极的应对策略和方法，如怎样利用遗传功能建构社会学习环境，调整认知与训练人们适应社会的良好技能，才能使我们尤其在青少年儿童的之间，乃至社会团结、民族互动之中，消除敌视，减少伤痛，创造出我们赖以生存、和谐社会化的美好环境！